원인 모를 통증 & 불쾌 증상은
단단해진 장 때문이다

원인 모를 통증 & 불쾌 증상은 단단해진 장 때문이다

마츠모토 도모히로 지음 / 배영진 옮김

전나무숲

당신은 혹시 이런 증상에 시달리고 있지는 않은가?

- 걸핏하면 감기에 걸린다.
- 자주 변비나 설사를 한다.
- 자주 배가 더부룩하다.
- 냉증이 있다.
- 몸이 나른하다.
- 불면증이 있다.
- 부종이 있다.
- 어깨결림이 잦다.
- 오십견이 있다.
- 요통이 있다.
- 무릎 통증이 있다.
- 생리통이 심하다

혹은

- 당뇨병
- 뇌졸중
- 암
- 우울증
- 신경증

이런 질병에 걸릴까봐 조마조마한가?

이와 같은 질병의 원인은 모두

우리 몸속 기관 중의 '한 곳'에 집중되어 있다.

질병의 원인이 집중되어 있는 한 곳은

바로
'장(腸)'이다.

장에 이상이 생기면

몸에 통증과 불편하고 불쾌한 증상이 나타난다.

나는 도쿄와 요코하마를 중심으로 10대에서 90대에 이르는 다양한 남녀 고객들에게 '리미디얼 테라피(Remedial Therapy)'를 시술하고 있다. 리미디얼 테라피는 리미디얼 마사지라고도 하는데 번역하면 교정치료, 재활치료, 마사지 치료, 고통 완화 치료로 불린다.

몸 곳곳의 불편함을 호소하는 사람들이 전국에서는 물론이고 때로는 외국에서도 찾아오는데, 동양인이든 서양인이든 그들 대부분에게서 발견되는

공통점이 '장의 이상'이다.

그들의 몸을 살펴보면 아랫배가 몹시 단단하거나, 너무 부드럽거나, 무척 차갑거나, 아주 땡땡하다. 이런 사람들은 틀림없이 몸의 어딘가가 뻐근하거나 땅기거나 나른해서 어깨 결림, 요통, 무릎 통증 등과 같은 증상에 시달리거나 관련 질병을 앓고 있다. 그렇지 않으면 소화불량, 권태감 따위로 불편을 겪기도 한다.

실제로 우리가 느끼는 통증과 불쾌한 증상은 장의 이상, 특히 단단한 장과 관련이 깊다.

이러한 결론은 내가 지금까지 3만 명 이상의 고객들을 치료해온 경험을 토대로 끌어낸 것이다.

"장이 단단하다는 게 무슨 뜻이지?"

"장 때문이라고 하면 음식을 바꿔야 한다는 말인가?"

이렇게 의문을 품을 수도 있다. 그리고 누군가는 장을 부드럽게 만들기 위해 '장 주무르기'를 할 수도 있다. 하지만 장이 단단하다고 해서 함부로 장을 주무르는 것은 위험이 따르는 행위이다. 먹을거리를 바꾸는 것도 하나의 수단이기는 하지만 이 책에서는 나의 치료 경험을 토대로 한 방법을 소개하겠다.

내가 전하는 아주 간단한 방법을 이용하면

장이 지닌 본디의 부드러움과 기능을 회복할 수 있다.

이러한 치료법을 한 마디로 표현하면

우리 몸의 5군데 목[首],

즉 '5목을 부드럽게 풀어주기'이다.

우리 몸의 5목이란

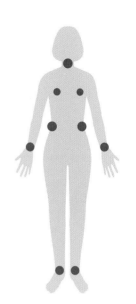

- 손목

- 발목

- 젖꼭지목

- 목

- 허리목(잘록한 곳)을 가리킨다.

'장을 직접 만지지 않고, 몸에 있는 5목을 이용해 단단해진 장을 원래 상태로 되돌린다',

이것이 지금부터 이 책에서 배울 방법이다.

5목을 풀어서 단단했던 장을 풀어주어 유쾌한 상태를 되찾을 수 있으면, 즉 장이 정상적인 탄력과 부드러움을 되찾고 올바른 위치로 돌아갈 수 있다면 온몸이 긴장을 풀고 자연치유력을 발휘하므로 통증과 불편하고 불쾌한 증상은 모두 사라질 것이다.

_마츠모토 도모히로

PART 2 단단해진 장을 풀어주는 놀라운 '5목 긴장완화법'

PART 3 나쁜 감정이 쌓이면 장이 단단해진다

PART 4 **장이 저절로 편안해지는
건강 습관**

PART 1

원인 모를
통증과 불쾌 증상은
단단해진
장 때문이다

1-1
장은
왜 이토록
소중한가

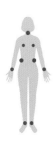

　앞에서 설명한 대로, 나는 시술을 할 때 맨 먼저 손목과 발목의 긴장을 풀어 온몸을 이완시킴으로써 몸이 지닌 자연치유력을 높이는 것을 목표로 한다. 내장, 특히 장(腸)이 다시 부드러워지면 어떤 불편하고 불쾌한 증상이든 개선이 되기 때문이다.

　나는 장이야말로 건강을 지키는 핵심이라고 생각한다. 하지만 리미디얼 테라피를 배우고 실습하던 때만 하더라도 몸에 생기는 불편하고 불쾌한 증상의 원인이 배 근육에 있다고 생각했었다. 리미디얼 테라피는 근육군(群)의 기능이나 발달 상태, 신체 축(軸)의 관련성을 파악해 근육의 깊은 부분에 필요한 조처를 함으로써 상처, 통증, 불편하고 불쾌한 증상을 치료하는 방법이기 때문이다.

그러나 많은 사람들의 증상에 접할수록 근육만의 문제는 아닌 것 같다는 생각이 들었다. 그즈음부터 나는 친하게 지내는 의사들과 함께 장을 비롯한 여러 장기와 근육의 통증이 어떤 관계에 있는지를 확인하기 시작했다. 확인을 거듭한 끝에 마침내 배 근육보다도 오히려 그 부위에 영향을 미치고 있는 장이 모든 증상의 근원이라는 사실을 확신하게 되었다.

'만병일원론(萬病一元論)'이라는 설이 있다. 글자 그대로 '온갖 질병은 한 가지 원인에서 생겨난다'는 말인데, 나 역시 장의 상태야말로 모든 질병의 '한 가지 원인'이라고 믿는다. 요컨대 **장을 쾌적한 상태로 만들면 모든 질병은 호전한다.** 실제로 현재 널리 알려진 3대 질병(암, 급성 심근경색, 뇌졸중)은 물론이고, 감기나 꽃가루알레르기와 같은 가벼운 증상까지 모두 장의 상태와 관련이 있다고 한다. 그러므로 장을 쾌적하게 하는 것은 우리의 건강과 직결된다.

건강관리에 있어 장이 중요한 이유는 다음과 같은 작용을 하기 때문이다.

- 장은 피를 만들어낸다.
- 장은 제2의 뇌다. 뇌의 지배를 받지 않고 소화 과정을 제어한다.
- 장은 행복 호르몬인 세로토닌을 분비한다.

피를 만드는 작용, 즉 조혈(造血) 작용이 장에서 이루어진다고 하면 믿지 않을 사람도 있을 것이다. 얼마 전까지 피는 골수에서 만들어진다고 믿었고, 아직도 그렇다고 여기는 의료인들도 많은 게 사실이다. 하지만 **최근 의학계에서는 장에서 피가 만들어진다는 학설이 주류를 이루고 있다.**

치시마 키쿠와 박사의 '장관 조혈설'이 대표적이다. 치시마 박사는 피가 골수에서 만들어지는 경우는 비상시의 2차적 조혈작용이며, 평상시에는 소장의 융모에서 피가 만들어져 혈액으로 운반되어 세포로 자라난다고 말한다. 이러한 장관 조혈설은 모리시타 케이이치 의학박사에 의해 증명되기도 했다.

본디 서양의학에서는 혈액을 '체액'의 한 가지로 여겼고, 동양의학에서는 혈액을 '세포'로 보는 견해가 있었다. 그런데 이러한 장관 조혈설과 같은 동양의학의 해석이 서양의학계에도 받아들여져 연구가 진행된 결과 장이 피를 만들어낸다는 학설을 인정하게 되었다고 한다.

혈액은 세포에 산소와 영양을 골고루 퍼지게 하고 몸속의 노폐물을 운반해 배출하므로 생명을 유지하는 데 꼭 필요하다. 그러나 장이 단단하고 오염되었다면 피도 오염된 것이 만들어지고 만다.

1-2
장은
면역 기능을
지배한다

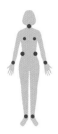

장을 이야기할 때 빠질 수 없는 것이 장속 세균이다. 우리 몸에서 가장 부피가 큰 대장에는 유익균, 유해균, 눈치꾼균이 100조 마리나 산다. 유익균이 많으면 면역력이 좋아지고, 유해균이 많으면 장내 부패가 빨라진다. 눈치꾼균은 상황에 따라서 유익균이 되기도 하고 유해균이 되기도 하는 특성이 있다. 몸속에 침입한 바이러스나 세균을 없애버리는 작용의 주체가 바로 이런 장속 세균이다.

장벽(腸壁)은 점막 상태로 이루어졌으며, 이를 펼쳤을 때의 총면적은 전체 피부 넓이의 무려 200배나 된다고 한다. 장에는 '면역세포'도 있는데, 이는 우리가 가진 전체 면역체계의 70%를 차지한다고 알려져 있다. 장벽이 오염되어 장속 세균의 비율이 유해균 우위로 바뀌면 면역세포의 활동이 저하되어 몸속에 나쁜 균이나 바이러스가 침투했을 때 저항하는 힘이 약해진다.

많은 사람들이 비교적 자주 경험하는 **감기나 꽃가루알레르기도 이러한 면역세포의 기능이 떨어진 것이 원인이다.** 더구나 변비에 걸렸을 때는 장에 음식 찌꺼기가 저장되고 대변이 쌓여서 배설도 할 수 없게 된다. 그러면 영양분이 독소로 변해 도리어 장에 부담을 주고 질병을 일으키고 만다.

몸 전체의 신진대사 기능도 장과 관계가 깊다. **예를 들어, 흔히 하는 과식 한 번으로도 대사 기능은 쉽게 저하되어버린다.** 음식을 먹으면 혈당치가 자연스럽게 올라가지만 이 현상이 몸에 주는 부담은 상상을 뛰어넘을 정도로 크다는 사실을 아는가?

매일 세끼를 챙겨 먹으면 위와 장이 소화·흡수에 소비하는 에너지의 양이 42.195km를 달리는 마라톤 경주에 쓰이는 에너지의 양과 같다고 한다. 소화·흡수가 이루어질 때는 혈액이 위와 장에 집중되어 뇌 또는 다른 장기에 골고루 퍼지지 않으므로 산소나 영양분이 돌지 않게 된다. 이렇게 소화·흡수에 많은 에너지가 필요한데 장속 환경이 나빠져서 장속 세균이 제대로 활동할 수 없다면 어떤 일이 생길까 하는 점은 쉽게 상상할 수 있다.

하지만 **장을 건전하고 쾌적한 상태로 유지하면 장내 환경이 좋아지고 대사도 원활해지므로 틀림없이 질병이 멀어질 것이라고** 나는 믿는다.

1-3
장은
우리 몸을 책임지는
제2의 사령탑이다

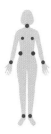

장은 '제2의 뇌'로 불린다.

뇌세포의 수는 100억~150억 개로 우리 몸에서 제일 많다. 뇌세포 다음으로 많은 것이 장의 세포인데, 그 수는 1억 개 정도다. 그런데 이상스럽게도 장세포 대부분이 뇌세포와 같은 세포로 구성되어 있다. 그래서 장은 '제2의 뇌'라고 일컬어진다. **장에는 다른 장기에 없는 독자적인 신경계가 있으며, 이 신경이 영양을 흡수하고 배설하는 것은 물론이고 감정까지도 관장한다.**

음식물의 흡수와 배설은 뇌가 맡지 않고 장 자체가 '몸이 흡수해야 할지 말지'를 독자적으로 조절한다고 밝혀져 있다. 실제로 상한 음식을 먹고 설사를 하는 것은 장이 '이를 흡수해서는 안 된다'고 판단한 결과다. 뇌가 변질된 음식을 먹는 행위를 허락했지만, 장이 '그것을 흡수하지 말아야 한다'고 판단해 설사라는 현상으로 몸밖으로 배출하는 것이다.

뇌의 명령을 받지 않고 스스로 기능을 발휘하는 장은 성호르몬이나 연애 호르몬으로 불리는 도파민을 독자적으로 분비하는 것으로 알려져 있다. 원래 남녀 생식기도 장이 진화한 기관이라는 설이 있고, 성욕은 뇌의 기능이 아니라 장의 기능이라고도 한다. 그뿐만 아니라 장에서 서식하는 세균을 제 힘으로 건전하게 유지하는 등 장에는 최신 의학으로도 밝히지 못한 분야가 아직 많다. 그래서 장의 중요성을 새삼스럽게 인정하는 연구자가 늘고 있다.

이처럼 장은 뇌 못지않게 소중한 장기인 만큼 장을 안정시키는 일에 신경을 써야 한다.

1-4
<u>암은</u>
<u>장의 상태가 나빠져서</u>
<u>생기는 병이다</u>

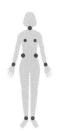

장은 우리 몸에서 부피가 가장 크면서 신경계까지 관장하는 귀중한 장기이다. 그렇기 때문에 장의 기능이 나빠지면 여러 가지 질병은 물론이고 통증, 불편하고 불쾌한 증상이 생긴다.

누구나 다 아는 질병인 암은 여전히 사망 원인의 1위를 차지하고 있다. 암세포 자체는 누구에게나 존재하며, 비정상적으로 활동한 암세포가 악성으로 변해 다른 세포에도 나쁜 영향을 끼치는 것이 암이다. **암세포가 악성이 되게끔 재촉하는 3대 요인은 저혈류, 저체온, 저산소이**

다. 그리고 이런 현상을 일으키는 원인은 불안, 두려움, 증오의 감정이다. 스트레스가 위와 장에 온다고들 하는데 사실은 감정이 내장에 쌓여가는 것이 스트레스다. 부정적인 감정은 교감신경을 늘 긴장하게 해서 말초신경을 수축시킨다. 그 결과 혈류가 부족해지고 자연치유력이 저하되므로 정상 세포가 암세포로 변해버린다.

암과 체온의 관계는 이미 알려진 바와 같다. 즉 체온이 36도보다 낮은 저체온일 때 암세포가 더욱 활발히 활동한다. 다시 말해, 암에 걸릴 때는 깨끗한 혈액이 장에서 만들어지지 않기에 혈류가 불충분하고 근육도 활성화되지 못해 체온이 낮아진다. 산소가 세포에 충분히 공급되지 않기 때문이다. 반면, 장이 활력을 되찾아 깨끗한 피를 만들어내면 혈류가 촉진되어 근육도 활기차게 움직이므로 온몸에 혈액이 돌게 된다. 이 과정에서 '열'이 생겨 체온이 오르므로 암의 발생을 예방할 수 있다.

일반적으로 '암은 무서운 불치의 병'이라는 고정관념을 가진 사람들이 많은데, 나는 이런 견해에 의문을 품고 있다. 왜냐하면 "암은 낫는 병이다"라고 단정짓는 의사도 있고, "암은 완치되는 병이다"라고 공표한 외국의 여러 연구기관도 있기 때문이다. 게다가 "웃으니까 암세포가 사라졌다"는 사례도 많아졌으며, "생활방식을 바꾸었더니 암이 없어졌다"고 말하는 사람들도 내 주변에 많다.

장에서 만들어진 혈액이 깨끗하고 신선하면 건강한 세포가 강화되고 활성화되므로 설사 암세포가 생기더라도 '소멸'될 가능성이 크다고 나는 생각한다. 실제로 장의 상태가 안정되면 암세포를 공격해 파괴하는 NK세포(자연살생세포)라는 면역세포의 수가 늘어나는 것으로 알려져 있다. 장의 상태를 안정시키면 암조차 멀리할 수 있다.

1-5
장이 오염되면
우울증이
생긴다

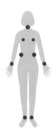

　　우울증은 현대사회에 널리 퍼져 있는 마음의 병이지만, 심리학 박사 에릭 메이젤이 저서 《가짜 우울》에서 "우울증이라는 병은 없다"라고 공표해 크게 화제가 된 적이 있다. 단지 '극심한 슬픔'일 뿐 만들어진 병이라는 말이다. 그러나 우리는 우울한 감정을 느끼고, 때로는 우울함에 빠져 허우적대기도 한다.

　　사실 우울증은 장과 관계가 깊다. 그 원인이 먹는 음식과 생활습관에 있기 때문이다.

바쁜 일상에서 가공식품이나 정크푸드만 먹고 천연 자연식품의 영양을 섭취하지 않으면 교감신경이 우위를 차지해 장이 오염된다. 그러면 장에서 깨끗한 혈액이 만들어지지 않기에 뇌에 영양을 공급할 수도 없다. 게다가 긴장으로 수축한 근육 때문에 혈류가 나빠지고 자율신경에도 이상이 생겨서 우울한 상태에 빠져버린다. 그래서 최신 의학계에서는 우울증을 앓는 이들을 두고 '스스로 우울증에 걸린 사람들'이라고도 부른다.

호주와 호화 여객선에서 시술을 하던 시절에 자신이 우울증 환자라고 밝힌 고객이 많았다. 나는 그들의 몸을 만져보고 두 가지 유형으로 나뉜다는 점을 알 수 있었다. **하나는 '과잉긴장형 우울증'이라고 할 수 있는데, 몸이 극도로 긴장해 딱딱하게 수축한 경우다. 또 하나는 '무저항형 우울증'으로, 의욕이 전혀 없어서 몸이 축 늘어진 고무줄이나 점토같이 변한 유형이다.** '점토같이'란 표현은 만지면 차갑고 눌러도 원래 모양으로 되돌아오지 않는 그런 촉감을 말한다. **어느 쪽이든 온몸에 피가 잘 통하지 않는다.** 이 점이 두드러진 특징이다.

우울증을 앓는 사람은 온몸을 이완하고 장의 긴장을 풀어서 혈액순환을 좋게 하는 것이 우선이다. 과잉긴장형 우울증이 있는 사람은 몸이 딱딱할 정도로 긴장하고 있다. 항상 자신이 주위 사람에게 어

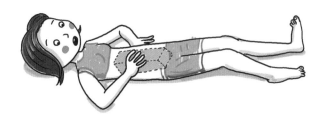

배가 단단해져 있다.
돌처럼 딱딱한 덩어리가 만져진다.

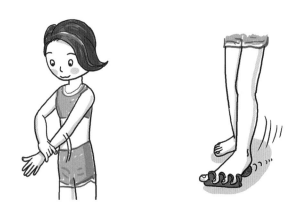

손목과 발목 같은 말단부터 긴장을 풀어주자.

떻게 보일까 의식해 늘 허세를 부려 쓸데없이 배를 긴장시킨다. 이 때문에 자율신경의 균형이 깨져서 장도 단단해진다. 그래서 이들의 배를 만져보면 돌처럼 딱딱한 덩어리가 들어 있는 것 같은 느낌을 받는다.

이때는 발목과 손목 같은 몸의 말단부터 긴장을 풀어주기 시작해 장에 접근한다. 갑자기 목이나 허리목의 긴장을 풀려고 하면 남이 자신의 몸을 만진다는 불안감에 쓸데없이 몸이 굳어질 수 있기 때문이다.

한편, 무저항형 우울증이 있는 사람은 몸에 긴장감이 전혀 없다. 장이 단단해 혈류를 촉진할 필요가 있는 상황은 앞서 설명한 과잉긴장형 우울증과 같지만, 이런 사람에게는 허리목을 직접 자극해 온몸에 피가 통하게 한다. 혈액을 돌게 해서 몸과 마음이 기능하기 시작하면 그때까지 잠자고 있던 온몸의 자연치유력이 깨어나므로 우울증이 개선되기도 한다.

1-6
장이 안정되면
천식 증상이
개선된다

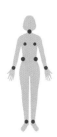

　　　　　　　　　　몸과 마음의 연관성을 이해하는 차원에서
천식이라는 병을 보자. 천식은 육체적으로는 폐, 기관지, 횡격막이
지나치게 긴장해 발병한다. 정신적으로는 외로움이나 슬픔에 몸부
림칠 때 증상이 생긴다고 한다.

　　앞서 말했듯이 장은 아직도 미개척 분야가 많아서 더 연구해나가
야 하는 장기다. 하지만 이미 알려진 바에 따르면 장은 감정과 밀접
한 관계에 있다. 그래서 감정을 표현하지 않고 지내면 그대로 장(여

성은 자궁이 될 수도 있음)에 쌓이고, 머지않아 장기를 구성하는 세포에 영향을 끼쳐서 악성으로 변하게 하거나 염증을 일으켜 발병의 원인이 된다.

게다가 **감정을 쌓아두면 자세가 구부정해지기 쉽다. 그러면 호흡기계 장기에 부담이 생긴다. 왜냐하면 흉곽(가슴)이 전후좌우에서 압박되면서 횡격막도 상하로 압박되어 축소되기 때문이다.** 이런 상태에서는 복식호흡을 할 수 없으므로 어깨를 위아래로 움직여서 쇄골(빗장뼈) 주변의 대흉근(큰가슴근)을 지나치게 움직이게 된다. 그러면 폐를 억지로 펼침으로써 과도한 부담이 생겨버리므로 호흡기 전체가 극도로 긴장되고 만다. 그 결과로 천식 증상이 나타난다.

천식을 앓는 사람의 쇄골 아래 대흉근을 만져보면 이상하게 딱딱하다는 느낌이 들 때가 많은데, 이는 대흉근만 혹독하게 사용한 결과다. 장이 쾌적하게 이완되어 있고 자세도 바르다면 흉곽이 압박되지도 않고 횡격막이 수축되지도 않는다. 그러면 심호흡이 가능해지므로 천식도 호전된다.

1-7
파킨슨병도 루게릭병도
장의 지나친
긴장에서 비롯된다

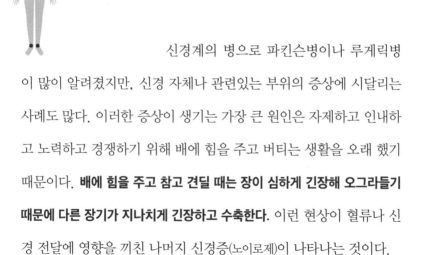

신경계의 병으로 파킨슨병이나 루게릭병

이 많이 알려졌지만, 신경 자체나 관련있는 부위의 증상에 시달리는

사례도 많다. 이러한 증상이 생기는 가장 큰 원인은 자제하고 인내하

고 노력하고 경쟁하기 위해 배에 힘을 주고 버티는 생활을 오래 했기

때문이다. **배에 힘을 주고 참고 견딜 때는 장이 심하게 긴장해 오그라들기**

때문에 다른 장기가 지나치게 긴장하고 수축한다. 이런 현상이 혈류나 신

경 전달에 영향을 끼친 나머지 신경증(노이로제)이 나타나는 것이다.

장의 길이는 보통 6~7.5m다. 그런데 **장이 지나치게 긴장하고 수축하면 놀랍게도 2~3m까지 짧아진다!** 이런 상황이라면 장 본연의 기능을 발휘하지 못하는 것이 당연하지 않을까? 배에 힘을 주고 버티는 행위는 이 정도로 심한 스트레스를 장에 쌓이게 한다.

상상해보자. 혈관도 신경도 실 또는 빨대 같은 모양을 하고 있다. 잡아당기면 늘어나는 성질도 있다. 그런 혈관과 신경이 늘어나 길이가 길어지면 자연스레 가늘어져 혈액이나 신경전달물질의 전달 상태가 나빠지므로 기능이 약해진다. 게다가 **장이 단단해져 긴장하고 수축되면 그만큼 장 주위의 장기와 근육도 장 쪽으로 끌어당겨진다.** 이는 혈관과 신경도 마찬가지다. 끌어당겨져서 길이가 늘어나 제 기능을 발휘하기가 어려운 상황에서는 정상적인 작용을 할 수 없다. 이런 상태로 수십 년 동안이나 지내면 이내 몸이 포기해버린다.

파킨슨병이나 루게릭병이 발병하는 나이를 보면 50대부터 조금씩 늘어나다가 60대 이상에서 집중적으로 많아진다. 직장과 가정에서 스트레스를 무척 많이 받아서 장이 오므라들 정도로 배에 힘을 주고 억척같이 버텨왔기 때문에 생기는 병이라고 할 수 있다. 배의 지나친 긴장을 풀어 장 본디의 부드러움을 되찾게 하면 자연스럽게 몸 전체도 이완되어 신경증이 사라진다.

1-8
장이 단단하면
요통이
생기기 쉽다

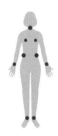

요통이 생기는 원인도 대부분은 장이 단단해서이다. **장이 긴장하면 허리 주위의 근육과 뼈가 장 쪽으로 끌어당겨져서 요통 증상이 나타난다.** 요통을 앓던 사람들 중에는 나이가 들어 요추(허리뼈) 척주관협착증에 걸리는 사람이 늘고 있다. 척추뼈의 구멍이 이어져 이룬 대롱 모양의 공간인 척주관이 좁아져서 그곳을 통하는 신경이 압박되는 바람에 통증이 생긴다.

이 병명을 듣고서 '나이 먹으면 어쩔 수가 없구나!'라고 생각하는 이들도 있겠지만, **사실 '나이가 많아지면 척주관이 좁아진다'라는 말은 전혀 근거가 없다.** 척주관협착증 환자들 중 대다수가 70대 이상이다. 그러나 그 이유는 시대적 배경에 있어 보인다.

현재 일흔이 넘은 사람들은 전쟁과 물자 부족을 겪어왔다. 그들은 아무것도 없는 상황에서 가족을 먹여 살리고 국가경제를 부흥하고자 앞만 보고 열심히 살았다. "열심히 하면 성공할 수 있다", "노력하면 안 될 일이 없다"는 신념과 희망을 품고 노력하고 또 노력했다.

이러한 풍조가 널리 퍼진 사회에서의 미덕은 '잘 먹고 잘살려면 배에 힘을 주고 버텨야 한다'는 생활 태도다. 그래서 이치에 맞지 않는 일이 있더라도 분노를 참고, '실패하면 어떡하지?'라는 불안감이 몰려올수록 배에 힘을 주고 전진할 수밖에 없었다. 그러다 보니 **그들의 장은 심하게 긴장해 점점 단단해졌다. 근육도 오그라들어 배 쪽으로 끌어당겨졌다. 그 영향으로 근육을 떠받치는 토대인 요추, 골격도 장 쪽으로 끌어당겨져 비틀어졌다.** 장의 과도한 긴장이 신경에 작용하면 파킨슨병과 루게릭병이 발병하고, 근육과 골격에 작용하면 요추가 굽는다고 할 수 있다. 이렇게 오랜 세월에 걸쳐 장 주위가 꽉 죄듯이 수축하기 때문에 요추에 부담이 생겨서 연골이 탈출하거나, 척주관이 좁아져 혈액순환이 나빠지거나, 허리를 삐끗하거나 하다가 마지막에는 척주관협착증에 걸리고 만 것이다.

병원에서는 수술을 권해 척주관 둘레를 인공적으로 단단하게 만들기도 하는데, 이로써 일시적으로 통증은 사라질 수 있다. 그러나 뼈 조직이 고정된 나머지 장에 있던 유연성이 없어져서 또다시 아파지는 경우가 많다.

실은 내 아버지도 척주관협착증 진단을 받았었다. 그래서 시험 삼아 5목의 긴장을 풀어주면서 장을 부드럽게 하려고 몇 시간 정도 마사지를 했다. 그랬더니 단단했던 장이 부드러워졌고, 놀랍게도 척주관협착증 증상이 그 이후에 싹 사라졌다.

이처럼 시대적 배경에 따른 그 세대의 신념은 질병과 관계가 깊다. 따라서 요즘의 젊은이들은 나이가 들더라도 척주관협착증에 걸릴 확률이 낮을 것이다. 지금의 70대가 살아온 것처럼 살지 않아도 되는, 비교적 행복을 누리며 사는 세대이지 않은가.

그 대신 요즘의 젊은이들은 만성적인 운동 부족이 걱정된다. 학년이 올라갈수록 학교교육 과정에서 운동 시간이 줄어드는 데다 학업에 밀려 몸을 움직일 기회가 강제적으로 줄어드는 상태에서는 근육도 단련되지 않는다. 극단적인 이야기일지도 모르지만, 이대로 가다가는 미래의 인류가 공상과학 영화에 나오는 우주인처럼 손발이 퇴화했는지 진화했는지 모르는 모습으로 바뀔 수도 있다.

만성적인 운동 부족은 근육을 움직여 생기는 열(熱)의 신진대사 작용을 부진하게 만들기 때문에 내장의 기능을 떨어뜨려 저체온증을 일으킨다. 저체온이 되면 세포의 면역활동에도 지장이 생겨서 암세포가 활약하기 쉬운 발암성 환경으로 변한다. 게다가 같은 이유로 임신하기가 점점 어려워질 가능성이 커진다. 이는 사회 전체의 문제다. 우리 몸의 건강을 유지하기 위해서라도 일상생활의 패턴을 바꿔 운동을 꾸준히 할 필요가 있다.

1-9
여성 특유의
불쾌 증상도 장의 긴장이
원인이다

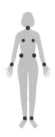

생리가 시작되기 열흘 정도 전부터 짜증이 나거나 복통, 두통, 졸음 등의 증상이 나타나는 경우가 있다. 이를 월경전증후군(PMS)이라고 한다. 배란기가 되면 허리가 아파서 견딜 수 없다며 배란통을 호소하는 이들도 있다. 여성에게는 매달 있는 일이기에 이런 증상이 있으면 괴롭다.

이 증상들은 그 원인이 호르몬의 변화에 있다고들 하는데, 사실은 내장의 긴장과도 관계가 깊다.

얼마 전에 인터넷을 검색하다가 수술 중 난소에서 난자가 나오는 과정을 의료 카메라로 촬영하는 데 성공했다는 해외 기사를 보았다. 최근까지는 난소에서 난자가 쏙 하고 순식간에 나온다고 짐작했는데, 그 촬영본을 통해 확인한 결과 난자가 난소에서 나오기까지 실은 나오는 데 15분이나 걸린다는 사실을 알게 되었다. 난자는 난소를 뚫고 튀어나오지만, 그 15분 동안 난소는 쭉 긴장해 단단해져 있을 것이다. 그러므로 난자가 무사히 나오는 동안 난소는 수축 상태에 있다고 할 수 있다. 그리고 생리할 때는 불필요해져서 벗겨져 떨어진 자궁내막을 배출하려고 자궁을 수축시켜서 밀어낸다. 이 때문에 자궁은 긴장 상태에 놓인다. 생리로 말미암은 출혈이 끝나면 자궁은 수축이 풀려서 이완된 상태로 돌아간다.

이처럼 여성은 생리 주기에 따라서 골반 주변의 근육과 혈관, 신경이 이완되기도 하고 긴장되기도 한다. 그러니까 생리 때 긴장되는 자궁을 이완시키는 데는 역시 장이 부드럽게 풀어져 있는 것이 중요하다. **왜냐하면 장의 긴장을 완화하면 장을 떠받치고 있는 골반의 일부이면서 부교감신경을 관장하는 천골(엉치뼈)이 정상적으로 움직이므로 자궁도 이완되기 때문이다.**

1-10
오십견과 변비가
함께 생기는
사람이 많은 이유

어깨가 아파서 팔을 위로 올리지 못하는 오십견 증상으로 괴로워하는 사람들이 많다. 오십견에 시달리는 사람들의 이야기를 들어봤는데, 뜻밖에도 오랫동안 변비로 고생해온 사람이 무척 많았다.

장속 환경이 나빠 변비에 걸려본 이들이 많겠지만, 변비는 '변비증'이라고 하여 '증'이 붙는 엄연한 질병이다. 최근의 인터넷 기사 가운데 변비증을 계속 앓아온 여성이 변비로 사망했다는 보도가 있었다. 법원의 명에 따라 시체를 부검한 결과, 변을 직접 배설하는 직장에 콘크리트같이 딱딱한 변이 꽉 차 있었고, 어떻게든 이를 긁어내려고 한 흔적도 있었다고 한다. 변비가 최악의 상황에서는 사람을 죽음에 이르게 할 수도 있다는 사실을 알려준 예이다.

변비증에 시달리는 사람의 상당수가 오십견을 앓고 있는 원인 역시 장에 있다고 나는 생각한다. 장이 긴장해 단단하게 변하면 배 주위의 근육군이 오그라든다. 배의 윗부분, 즉 상반신(등 포함)의 근육군도 골반 쪽으로 끌어당겨지므로 어깨 관절, 팔의 상하운동을 담당하는 근육군이 압박되어 팔을 들어 올릴 수 없게 된다. 역시 장이 관련된 것이다. 장이 단단해지는 현상은 장의 기능이 저하돼 있다는 것을 말해준다.

나는 오십견 증상을 서양인 고객에게서 많이 봐왔다. 그런데 지금은 동양인들도 이 증상으로 괴로워하는 사람들이 무척 많아졌다. 왜 이런 증상이 옛날보다 늘어났을까? 아마 일상에서 팔을 올리는 동작이 줄어든 것도 하나의 요인일 것이다.

예를 들면, 요즘의 70~80대는 청소할 때 먼지떨이를 손에 쥐는 습관이 있다. 문틀 위에 쌓인 먼지를 털기 위해 하루에 한 번은 먼지떨이를 쥐고 팔을 올린다. 지금도 먼지떨이를 쥐는 습관이 있는 사람은 어깨가 튼튼해 오십견 때문에 괴로워할 일이 거의 없을 것이다. 그 외에

변비와 오십견이 함께오는 이유

1

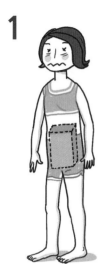

장이 긴장해
배가 단단해진다.
→ 변비 발생

2

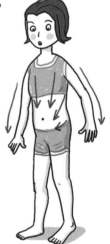

근육이 배 방향으로
당겨진다.

3

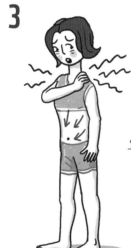

오십견이 생긴다.

도 곶감을 매달거나 단무지를 만들고자 무를 매달아 말리기도 한다. 포도, 사과 등을 재배하는 과수원을 소유한 사람은 늘 팔을 올려가며 작업을 한다. 이렇게 일상생활에서 팔을 올리는 동작을 자주 오랫동 안 하면 어깨 근육의 사용량이 늘어나므로 오십견이 오지 않는다.

그도 그럴 것이, 어깨 주변은 여러 종류의 근육이 서로 복잡하게 얽히고 겹쳐 있어서 팔이 움직이는 범위를 넓힌다. 팔을 움직이지 않 아서 어깨를 단련할 기회가 적으면 삼각근(어깨세모근)이 닿는 부위와 상완이두근(위팔두갈래근)이나 상완삼두근(위팔세갈래근), 삼각근과 대 흉근(큰가슴근), 견갑골(어깨뼈)의 주위를 둘러싼 근육군과 등 쪽 승모 근(등세모근) 등이 엉겨 붙어버린다. 그렇게 되면 어깨는 가동역이 극 도로 좁아져서 위로 올릴 수 없게 된다. 그런데도 억지로 팔을 올리 려고 하면 어깨에 통증이 발생한다.

근육이란 쓰지 않으면 현재 상태가 유지되지 않고 퇴화되고 만다. 장이 단단해지면서 주위의 근육들이 긴장되고, 아울러 일상에서 관 련 근육들을 쓰지 않아서 오십견 증상이 나타나는 것으로 짐작된다.

편리한 물건이 늘어나고 몸을 무리하게 움직일 필요가 없어진 것 이 정말로 좋은 일인가를 생각해보면, 꼭 그렇지만은 않은 것 같다. 생활양식의 변화는 분명 우리 몸에 크게 영향을 끼치고 있다.

1-11
오다리의 원인은
내장의
긴장이다

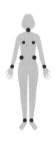

양발 끝을 나란히 하고 섰을 때 무릎 아래에 공간이 생길 정도로 휜 다리를 오다리(O자 다리)라고 한다. **오다리 역시 위와 장이 긴장되었기 때문에 생긴다.**

위가 긴장되면 자체의 탄력이 사라져 원래 위치보다 아래로 처질 조짐이 나타난다. 그러면 장이 위에 눌려 아래로 내려가고 만다. 결과적으로 위도 장도 위로부터 눌리는 형편이 되므로 골반의 아랫부분이 벌어지고, 골반이 벌어지면 어쩔 수 없이 양다리가 바깥쪽으로 휜다.

오다리가 부끄러워 될 수 있는 대로 넓적다리 안쪽에 힘을 줘서 다리 사이를 좁히며 걸으려고 애쓰는 사람들이 있는데, 그렇게 하면 골반의 아랫부분이 벌어져서 발을 똑바르게 내딛지 못하고, 바깥쪽에서부터 포물선을 그리듯이 발을 앞으로 옮기게 된다. 이런 걸음걸이도 모습이 좋아 보이지는 않는다.

오다리로 고민하는 사람 가운데는 어긋난 골반을 바로잡으려고 골반 교정 등의 시술을 받는 이들도 많다. **하지만 아무리 골반 교정을 잘했더라도 위나 장이 여전히 긴장되어 있다면 일시적으로 나아질 뿐 곧바로 원래 상태로 되돌아가버린다.**

오다리는 내장이 긴장해서 생기는 만큼 이를 고치고 싶다면 **먼저 발목, 허리목 등을 중심으로 하반신과 골반 주변의 근육을 이완시킴으로써 단단하게 굳은 장을 부드럽게 풀어야 한다.** 오다리를 교정한다는 운동도 무엇보다 먼저 장의 긴장을 풀어서 몸속을 안정시킨 뒤에 하면 그 효과가 눈에 띄게 나타난다.

1-12
장을 안정시키면
급성 심근경색도
예방할 수 있다

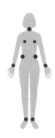

급성 심근경색은 갑자기 심장에 나타나는 기능 장애로, 이 병을 예방하는 방법도 장을 부드럽게 하는 일이다.

우리 몸에 피가 돌게끔 펌프 작용을 하는 장기는 심장이며, 심장의 펌프 작용을 지원하는 부위가 온몸의 근육이다. 그런데 근육이 딱딱해져서 펌프 작용을 지원하지 못하면 심장이 단독으로 펌프 작용을 해야 하므로 압력이 심장에 집중될 수밖에 없다. 이때 동맥이나 다른 혈관이 지방과 같은 노폐물로 인해 막히면 관상동맥이 완전히 막혀서 심장근육에 혈액이 통하지 않게 되는데, 이 병이 급성 심근경색이다.

언뜻 보기에는 장과 관련이 없는 듯하지만 앞에서 설명했듯이 **장은 조혈 작용도 하기 때문에 장의 상태는 '만들어져 나오는 피의 질'에도 영향을 미친다. 게다가 장을 떠받쳐 보호하는 부위가 골반이다.** 그 모습은 아주 맛있는 케이크를 상자에 넣어 보호하고 있는 모양을 상상하면 이해하기 쉬울 것이다. 상자가 찌그러지면 그 속의 케이크도 일그러지고 만다.

장과 골반의 관계도 이와 같다. **골반 안에 장이 쾌적한 상태로 놓여 있으면 골반의 뒷면에 있는 천골에 집중된 부교감신경의 작용이 좋아져서 자율신경이 안정된다.**

자율신경이 안정되면 온몸의 근육은 이완되어 부드러워지고, 질 좋은 혈액과 산소가 몸속을 돌기 시작하기 때문에 심장의 펌프 작용을 원활히 지원하게 된다. 그 결과 심장이 느끼는 압력이 온몸으로 분산되므로 급성 심근경색이 예방된다.

1-13
장이 젊어지면
당뇨병도
예방된다

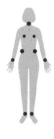

장을 도로 젊어지게 하면 당뇨병도 예방
할 수 있다.

당뇨병은 크게 1형과 2형으로 나눌 수 있다. 이 중에서 당뇨병으
로 널리 알려진 것은 2형으로, '인슐린'이라는 혈당치를 낮추는 호
르몬이 췌장에서 극히 적게 분비되어서 생긴다. 게다가 신장(콩팥)에
서 당분을 전량 재흡수하지 못하므로 오줌에 너무 많은 당이 섞여서
배출되어버린다. 그러나 장에서 조혈이 이루어진다는 사실을 생

각하면 깨끗한 혈액이 췌장에 흘러들어갈 경우에 인슐린도 정상적으로 분비될 것이고, 이어서 혈당치가 내려가므로 신장의 여과 기능도 정상화되리라. 그러므로 **당뇨병이 있다면 장을 부드럽게 하고 그 내벽을 깨끗하게 하는 일이 꼭 필요하다.**

이런 일에는 단식이 좋은데, 더욱 좋은 것은 1일 1식 또는 1.5식이라는 '간헐적 단식'이다. 단식으로 몸속에 축적된 잉여 영양분을 전부 소비하게 함으로써 일단 세포를 굶주림 상태에 빠뜨린 뒤에 저항력을 기르게 해서 활성화할 수 있을 것이다. 효소 단식이나 채소주스 단식 같은 방법도 좋다고들 한다. 제1장에서 소개한 장의 긴장을 푸는 방법을 쓰면서 적절히 단식을 실행하면 좋을 것이다.

PART 2

단단해진
장을 풀어주는
놀라운
'5록 긴장완화법'

2-1
5목에
장의 건강 상태가
드러난다

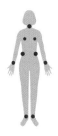

나는 몸에 있는 5목을 만져서 건강 상태를
확인한다. 자세히 말하면 목의 '막힌 정도'를 살핀 뒤에 장을 만져보
는데 어김없이 추측한 대로다. 손목, 발목, 허리목(허리의 잘록한 부위)
에서 '막혔다'는 느낌이 들면 장은 이미 단단해져 있다. 반면에 각각
의 목이 막힘 없이 부드러운 사람의 장은 알맞은 정도로 부드럽고 탄
력이 있다. 말하자면 목이 막힌 사람의 장은 상태가 나빠져 있고, 목
이 막히지 않은 사람의 장은 상태가 괜찮다.

아무튼 나의 시술은 먼저 손목과 발목의 상태를 확인하는 일부터 시작된다. 그리고 막힌 목 부위의 긴장을 풀어서 온몸을 이완시킨다. 온몸이 풀리면 혈류가 좋아지고 자연치유력이 높아져서 몸의 불편하고 불쾌한 증상이 개선되기 때문이다.

고객들 가운데는 '왜 손목과 발목을 만지지?'라며 의아한 표정을 짓는 이들도 있다.

'나는 어깨가 결려서 왔는데 왜 엉뚱하게……'

이렇게 내색하는 사람에게 나는 으레 다음과 같이 말한다.

"이 부분을 만져보면 우리 몸의 소중한 기관인 '장'이 단단해져 있는지, 괜찮은지를 알 수 있습니다."

이러한 건강 측정법은 내가 이제까지 세대와 직업에 관계없이 3만 명이 넘는 고객들의 몸을 만지면서 터득한 방법이다. 다시 말해 **장의 불편함은 목이라는 부위에 나타나며, 막힌 목을 부드럽게 풀어주면 온몸이 이완되어 자연치유력이 향상되고 장의 건강이 회복되어서 갖가지 기분 나쁜 증상이 개선된다는 사실을 알아낸 것이다.**

리미디얼 테라피는 호주인들이 애용하는 자연요법

'5목에 장의 상태가 드러난다'는 말이 사실인지 아닌지 당장 확인하고 싶겠지만, 우선 내 소개를 잠깐 하겠다.

나는 2003년부터 약 6년간 호화 여객선의 스파에서 치료사로 일하면서 세계 각국의 유명 인사들의 몸을 치료했다. 그 과정에서 서양인과 동양인의 몸이 어떻게 다른지, 귀빈 대우를 받는 사람과 그렇지 않은 사람의 몸이 어떻게 다른지를 확실히 알 수 있는 귀중한 경험을 하게 되었다.

내가 전문으로 하는 시술법인 리미디얼 테라피(Remedial Therapy)를 알게 된 지는 벌써 15년이나 지났다. 나는 일본에서 대학을 졸업한 후에 관광취업 제도를 이용해 호주로 갔다. 오페라하우스를 보고 코알라를 안아보고 싶다는 단순한 이유로 갔지만 며칠 만에 호주의 드넓은 대지와 맑은 공기에 매료되고 말았다. 정신을 차렸을 때는 이미 시드니에 정착해 현지의 여행 대리점에서 일하고 있었다.

나는 호주에 계속 살고 싶었다. 하지만 직업에 필요한 기술을 갖추지 못해서 영주(永住) 비자를 받을 수 없었다. 고민끝에 어릴 때부터 마사지에 소질을 보인 기억을 되살려서 자연요법 전문학교에 입

학해 리미디얼 테라피스트 자격을 취득했다.

리미디얼 테라피란 호주에서 발상한, 치유 목적의 정부 공인 '마사지 테라피'를 말한다. 근육, 관절, 내장의 기능을 향상시키는 작용을 촉진해 질병과 상처를 치유하는 것이 목적이다. 오일(oil) 마사지이면서 근육의 깊은 곳까지 힘이 미치게 할 수 있기 때문에 호주에서는 의료보험으로 진료를 받을 수 있다. 이 자격증은 주(州) 정부가 인정하는 국가자격이다.

'테라피'라고 하면 정신이나 심리적인 측면을 치료하는 것으로 생각하는 경향이 강한데, 호주는 사정이 조금 다르다. 리미디얼 테라피는 치료법의 한 종류에 지나지 않지만, 호주에서는 재활훈련 대신 의사의 치료를 보조하는 마사지로 자리매김했다. 그 때문에 호주 사람들에게는 4명 중에 1명이 시술받을 정도로 인기 있는 자연요법이다.

최근 들어 호주에서는 '치료의 주체는 자기 자신이다'라는 분위기가 조성되고 있다. 누구나 자연치유력을 지니고 있으며, 그 힘을 끄집어내는 것이 의사와 테라피스트(치료사)의 역할이라는 인식이 퍼지고 있는 것이다. 호주에서는 리미디얼 테라피 외에도 아로마 테라피(aroma therapy. 향기치료법), 아유르베다(ayurveda. 고대 인도의 전통 의학), 호메오파시(homeopathy. 독일의 대체치료법), 레이키(靈氣. 고대 티베

트불교의 치료법) 등이 유행하고 있으며, 이런 요법들도 의료보험 혜택을 받고 있다.

귀빈들을 시술하며 깨달은 사실

리미디얼 테라피를 배우고 학교를 졸업한 나는 호화 여객선에 스파 테라피스트로 취직을 했다. 갓 승선했을 때는 꿈의 세계에 뛰어든 소년처럼 마냥 기뻤다. 영화에서나 봤던 풍경이 눈앞에 펼쳐지니 금세 마음을 빼앗겼고, 몸에 익힌지 얼마 되지 않은 리미디얼 마사지를 유명 인사들에게 시술하니 들뜨기도 했다. 기분이 좋으니 일을 해도 즐거웠다.

그렇다고 해서 마냥 들떠서 일을 소홀히 하지는 않았다. 스파 테라피스트로서 인정받기 위해 일에만 몰두했다. 하루에 12~13명의 고객을 시술하는 날도 흔했다. 고객이 서비스에 크게 만족하면 원래 서비스료에 포함되는 팁에 더해 추가 팁을 줄 때가 있는데, 나는 추가 팁의 왕이었다. 추가 팁이 있다는 것은 서비스에 대한 만족도가 높다는 의미나 다름이 없다.

내가 추가 팁의 왕이 될 수 있었던 것은 항상 내가 제공한 서비스의 품질을 개선하려고 노력했기 때문이다. 추가 팁을 많이 받으면 고객이 어떤 점에 만족했는지, 추가 팁이 적으면 서비스에서 무엇이 잘못되었는지를 되새김했다. 그 결과 승객과 승무원들 사이에서 '스파의 최고 직원'으로 소문이 났고, 고객들의 지명을 받는 기회가 늘어나면서 어느 사이에 귀빈들을 담당하게 됐다.

6년간 배에서 일하며 나는 4척의 호화 여객선을 탔는데, 제일 마지막에 근무한 배는 영국의 호화 여객선 퀸메리2(Queen Mary II)호였다. 이 배에서는 로열패밀리를 비롯해 할리우드의 유명 인사, 패션계의 중요 인물, 세계적 기업의 최고경영자들을 담당했다. 귀빈들을 시술하면서 참으로 인상적이었던 점은 대부분 몸이 이완되어 있어서 어느 근육이나 탄력성이 높다는 점이었다. 그들은 피부마저도 수분이 풍부해 아주 탄력적이고 윤기가 있어 나무랄 데가 없었다. 그리고 그들은 언제나 자연스럽게 웃었다. 열심히 일하고, 노는 데 열중하고, 근사한 환경에서 휴식하고, 최고의 서비스를 받는 것이야말로 몸과 마음이 편안해지는 데 가장 중요한 요소임을 알고 실천하고 있었다. 그래서 그들의 모습은 산뜻하고 시원시원하다. 그들을 만나면서 나는, 컨디션을 상쾌해지게 하려고 심신을 정성스럽게 돌보면 근육이 부드럽게 나긋나긋해진다는 사실을 두 눈으로 똑똑히 확인할 수 있었다.

　마사지를 하다 보니 겉으로는 알 수 없는 증상을 발견하는 일도 있었다. 어떤 고객에게 시술하다가 배 언저리의 근육 뒤에 있는 내장에서 조금 이상한 느낌을 받았다. 나는 아무래도 신경이 쓰여서 "간의 상태가 조금 다른 것 같습니다. 무슨 일 있으셨나요?" 하고 물었다. 그때까지 아무 말도 하지 않고 누워서 시술을 받던 고객은 내 질문에 깜짝 놀라서는 "실은 최근에 간염 진단을 받았다"고 밝히면서 "어떻게 몸을 만지는 것만으로 그 사실을 알 수 있는가?" 하고 물었다.

　언제는 60대 남성에게 시술을 시작하자마자 손목에 강렬한 자극이 전해져서 심장에 좋지 않은 일이 생겼다는 것을 직감했다. 나는 즉시 시술을 멈추고 여객선 안의 의료센터를 찾아갈 것을 권했다. 그 고객은 처음에는 말을 듣지 않았다. 나는 계속 설득했고 그 고객은 결국 의료센터로 가서 진찰을 받았는데, 그의 상태는 심근경색을 일으키기 직전이었다고 했다. 담당 의사는 "정말 잘 발견했어요!"라며 칭찬을 했는데, 칭찬은 귀에 들어오지 않았고 그 고객에게 큰일이 생기지 않아 천만다행이라고 생각하면서 가슴을 쓸어내렸던 기억이 난다.

5목의 긴장이 통증과 불편하고 불쾌한 증상의 원흉이다

　6년간의 해상 생활을 마친 뒤에는 일본으로 돌아와 사람들의 몸을 치료하기 시작했다. 그런데 여객선에서 세계 각국의 고객들을 치료한 경험에 비춰서 사람들의 근육을 만져보니 느낌이 많이 달랐다. 서양인과는 달리 근육이 딱딱했다. 그렇다고 해서 서양인처럼 근육이 많지도 않았다. 그것은 서양인과 동양인은 몸 구조가 근본적으로 다르기 때문이리라. 서양인은 원래 사냥을 주로 하는 수렵 채집의 생활을 한 탓에 근육이 튼튼하게 발달했다. 그러나 동양인은 농작물을 심고 가꾸는 농경 생활을 해서 서양인보다 근육의 양이 적다. 근본적으로 몸 구조에 차이가 있다손 치더라도 나는 "근육은 적은데 왜 이토록 딱딱해질까?" 하고 궁금해 참을 수가 없었다.

　그러다가 시술을 받으면서 털어놓는 고객들의 고민을 듣다 보니 실은 위가 시원찮다는 둥 부인과 계통이 안 좋다는 둥 몸의 통증 이외에도 내장의 불편을 호소하는 이들이 많다는 사실을 깨닫게 됐다. 나는 그들의 내장이 있는 부위에 손을 대봤다. 그러자 차가우면서 이상스럽게 굳어 있다는 느낌이 왔다. 게다가 목, 손목, 발목, 허리목, 젖꼭지목의 5목도 하나같이 단단해 가동(可動)성과 유연성이 낮았다.

내장이란 우리에게 가장 소중한 장(腸)을 말한다. 장이 지나치게 긴장된 상태야말로 몸에서 생기는 모든 통증과 불편하고 불쾌한 증상의 원흉이다. 장의 지나친 긴장으로 말미암은 근육의 수축이 5목을 딱딱하게 만드는 것이다. 그렇다. 귀빈들의 근육이 그토록 탄력이 풍부했던 비결은 내장, 특히 장이 부드러웠기 때문이었다. 그 증거로, 그들은 몸에 있는 5목이 전부 부드럽고 연해서 동작도 매끄럽고 피부에도 윤기가 흘렀었다.

선천적으로 동양인과 서양인은 장의 길이가 다르다. 서양인보다 장이 1.5배 긴 동양인은 그렇지 않아도 좁은 공간에 장이 꽉 들어차 있다. 더욱이 본디 수렵 민족으로서 육식을 주로 하는 서양인과 달리 동양인은 곡물과 채소 중심의 식사를 한다. 유전적으로도 육식에 그다지 알맞지 않은 장속 환경을 갖추었는데도 요즘은 육식 문화까지 발달했으니 더욱더 장이 단단해지기 쉽다.

이처럼 서양의 귀빈과 일본인의 몸을 모두 만져본 경험은 나에게 귀중한 경력이 되었다. 왜냐하면 장이 어째서 건강의 핵심인지를 수많은 사람들의 몸을 통해 알아냈기 때문이다. **장이 부드럽고 탄력이 있다는 것은 건강의 가장 중요한 전제조건이다.** 볼 수 없는 부위이므로 더욱 장에 의식을 집중해 이 책에서 소개하는 방법을 실천해주기 바란다.

2-2
장 마사지가
위험해질 수 있는
이유

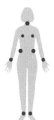

　　장이 단단해지는 것은 대단히 무서운 일이다. 장은 길이가 6~7.5m인데 이 숫자는 소장의 길이만 잰 것이다. **대장을 포함하면 7.5~8.5m나 된다.** 이 정도로 기다란 장이 자그마한 아랫배 안에 들어 있는 상태를 마음속으로 그려보라. 아랫배 안이 꽉 차 있지 않겠는가.

　　그런데 스트레스 따위로 말미암아 이 기다란 장이 지나치게 긴장되어 오그라들면 당연히 장 주변을 둘러싼 근육도 끌어당겨져서 형태가 변해간다. 그뿐만이 아니다. **근육이 땅겨져 굳는다는 것은 그곳을 통과하는 혈관, 피하조직 속의 신경과 림프관 등 온갖 기관이 장 쪽으로 당겨진다는 뜻이다.** 결국 골반의 모양마저 변해서 몸의 무게중심이 한쪽으로 기울거나 혈액순환이 불량해지고, 결국 통증 등의 원인이 되기도 한다. 그래서 단단해진 장을 풀어서 탄력과 부드러움을 되찾게 하는 것이 중요하다.

이렇게 말하면 **'그럼 장을 주무르면 되겠구나'** 하고 생각하는 사람도 있겠지만, 그렇지 않다. 건강에 관심이 있는 사람이라면 '장 마사지'라는 방법을 알고 있을 것이다. 장 마사지란 장의 위쪽부터 아래쪽으로 직접 주물러서 변을 배출하게 하는 방법이다. 그러나 인체를 전문적으로 진찰할 수 없는 사람이 장을 직접 마사지하는 것은 매우 위험하다. 왜냐하면 마사지의 대상이 우리 몸에서 가장 소중한 장기이기 때문이다. 보이지 않는 장기를 조심성 없이 주무르는 행위는 위험하다.

더욱 위험천만한 것은 **긴장된 부분을 주물러서 갑자기 혈류가 좋아지면 그 부분에 가스가 차서 압박을 받기 때문에 장폐색(창자막힘) 등을 일으킬 수 있다**는 점이다.

실제로 나는 시술할 때 통증이 있는 부위에는 손을 대지 않는다. 통증을 느끼는 곳은 지나치게 긴장된 나머지 근육이나 근막, 힘줄 등이 수축되어 있다. 그런데도 그 부분을 강하게 자극하면 근막이나 근섬유가 손상되어 염증을 일으킬 수 있다.

예를 들어, **마사지를 받은 다음 날 후유증으로 몸이 아파서 움직일 수 없었던 경험은 없는가? 그 이유는 땅김이나 결림 등으로 염증이 생긴 부위를 직접 마사지해 혈류를 쓸데없이 좋아지게 함으로써 염증을 더욱 심하게 만들었기 때문이다.**

통증의 종류에 따라서는 아무런 처치도 하지 말아야 할 경우가 있으므로 몸의 반응을 단편적으로 생각해 마사지를 최고의 치료 수단인 양 여기는 것은 좋지 않다. 참고로 말하면, 두통이 있을 경우에 머리를 심하게 마사지하면 뇌로 가는 혈류가 촉진되어서 의식이 흐리멍덩해질 수도 있다.

요즘 두피 손질을 주로 하는 헤드 스파(head spa)가 많은데, 잘 알다시피 그런 곳에서는 먼저 가슴골 부근을 확실하게 마사지한 뒤에 머리를 주물러서 응어리 같은 것을 풀어준다. 그 이유는 가슴골 근처부터 머리까지 연결되는 부분에서 혈액과 림프가 잘 순환되도록 해놓지 않으면 머리를 마사지했을 때 목 부근에서 혈류가 막혀버리기 때문이다. 그러면 뇌 안에서만 피가 돌게 된다.

목 부근의 혈류가 막힌 상태에서 머리 안에서만 피가 잘 돌면 뇌

속의 혈압이 올라서 멍해져버린다. 이는 혈관이 끊어지기 직전의 상황으로 대단히 위험하다. 그러니 다른 부위의 긴장을 먼저 완화한 뒤에 머리를 마사지해야 한다. 제멋대로 갑작스럽게 머리를 쭉쭉 마사지하는 행위는 위험하기 짝이 없다. 자기류로 장을 주무르는 것도 위험하다.

장에 직접 손을 대지 않고도 장의 단단함을 없애는 방법을 소개할 테니 반드시 익혀보자.

2-3
장이 단단하면
5목도
딱딱해진다

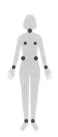

나는 장의 긴장을 완화하기 위해 5목, 즉 손목, 발목, 젖꼭지목, 목, 허리목을 풀어준다. 이 세상에서 내가 처음 주장하는 이 방법은, 우리 몸의 가장 중요한 장기인 장에 직접 손을 대지 않고도 그 부위의 긴장을 풀어서 원래의 부드러움과 탄력을 되찾게 하는 요령이다.

한마디로 **장이 단단해지면 5목이 딱딱해진다. 이는 모든 내장, 근육, 힘줄, 골격이 연결되어 서로 영향을 주고받기 때문이다.** 다시 말해, 어느 한 곳의 장기가 단단해지면 그 부위만의 문제로 끝나지 않는다는 뜻이다.

우리 몸은 결코 하나의 근육, 하나의 뼈만으로 움직이지 않는다. 예컨대, 덤벨을 들어 올릴 때 팔에 무게가 실리면 자세의 균형을 잡고자 힘껏 버티는 발, 다리, 허리, 등, 머리 등 많은 부위의 근육이 서로 영향을 미친다. 물건을 들어 올린다고 하면 팔 근육만 쓴다고 생각하기 쉬운데 실제는 온몸의 근육을 부려야만 '들어 올린다'는 동작을 할 수 있다.

그런데 건전한 일로 몸 전체가 영향을 주고받는 것은 좋지만, 건강을 해치는 일로도 서로 영향을 끼친다는 사실이 문제다. **장이 단단해지면 그 부근의 근육까지 잡아당겨져 오그라들면서 딱딱해진다. 게다가 골격과 근육에 붙어 있는 부위도 전부 장 쪽으로 끌어당겨지므로 몸에 있는 5목이 전부 딱딱해지고 만다.** 정리하면, 다음과 같은 순서대로 온몸이 굳어져 간다.

장이 단단해진다 → 근육이 딱딱해진다 → 말단 부분인 목이 딱딱해진다

그러므로 이와 반대 순서로 풀어줌으로써 장을 부드러워지게 해야 한다.

5목의 긴장을 풀어준다 → 근육이 이완되어 혈류가 좋아지고 탄력이 되살아 난다 → 장이 부드러워진다

이같이 단단해진 말단 부위인 목의 긴장을 풀어줌으로써 골격, 근육, 관절을 자극해가면 그 이완감이 점점 몸의 중심부로 퍼져서 장이 퍼질 만큼의 공간이 생겨난다. 그러면 그때까지 바짝 오그라들어 있던 장이 퍼질 수 있는 빈틈이 생겨서 혈류가 촉진되므로 수축됐던 부위에 혈액이 통하게 되고 이완이 시작된다.

시술 중에 배에서 꾸르륵꾸르륵 소리가 나는 사람이 많은데(여성들은 이를 부끄럽게 여긴다), 이는 장에 혈액이 흘러 들어왔다는 증거다. 부끄러워할 일이 아니라 도리어 몸이 정상 상태를 되찾았다는 놀라운 징후다.

몸 전체를 이완시켜 피를 돌게 하는 방법을 혼자서 실천할 수 있게끔 고안한 것이 이 장에서 소개하는 '5목 긴장완화법'이다. 이 방법을 꾸준히 실천하면 몸이 이완되어 장과 근육이 부드러워지므로 온갖 불편하고 불쾌한 증상이 사라질 것이다. 매우 간단하면서도 놀랄 정도로 효과적인 방법이니 반드시 해보자.

2-4
누워보면
장의 상태를
알 수 있다

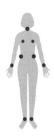

장이 단단해지면 갖가지 질병이 생길 수 있는데, 앞서 소개한 다양한 증상이나 통증 때문에 불편하다면 장이 단단해져 있다고 보면 된다. 하지만 특별한 증상이나 통증이 없다면 다음과 같은 방법으로 장의 상태를 확인할 수 있다.

먼저 몸에 힘을 빼고 바닥에 눕는다. 바닥과 무릎 사이에 틈이 생기는가? 틈이 없다면 장이 부드러운 사람이다.

틈이 생겨 무릎이 바닥에서 3cm 이상 뜬다면 장이 단단해져 있다는 증거다. 장이 단단하면 배 근육(복근)부터 넓적다리까지의 근육이 장 쪽으로 끌어당겨진다. 그 결과 천장을 보고 누웠을 때 무릎이 바닥에 닿지 않아서 틈이 생기게 된다.

또 하나 주목해야 할 점은 천장을 보고 누웠을 때 나타난 '양발 끝'의 방향이다.

한쪽 발끝이 바깥쪽으로 더 열려 있지는 않은가? 바깥으로 열려 있는 상태는 고관절이 그만큼 그 방향으로 돌아버렸다는 증거다. 고관절이 몸 바깥쪽으로 돌면 장골(엉덩뼈)이 비틀어져 내복사근(배속빗근), 복직근(배곧은근)이라는 배 근육이 등 쪽으로 비뚤어지려고 한다. 결과적으로 배의 한쪽만 긴장하게 된다. 이럴 때는 더 열려 있는 쪽(긴장된 쪽)의 발목, 허리목 등을 나중에 설명할 긴장완화법)으로 이완시킨다. 그러면 그 부위의 혈류가 좋아져서 근육 조직이 부드러워진다.

실제로 나도 시술할 때 먼저 고객을 침대에 눕히고 양발 끝이 벌어진 각도를 살핀다. 그리고 고객에게 발끝의 각도가 서로 다르다는 점을 알게 한다. 시술 후에는 다시 양발 끝을 보게 해서 두 발끝이 위를 향해 나란히 붙었다는 사실을 확인하게 한다. 장을 부드럽게 이완해 골반이나 고관절을 바른 위치로 되돌아가게 하면 우리 몸속의 순환작용도 정상적으로 이뤄지므로 기분 나쁜 증상이 알게 모르게 사라진다.

2-5
신발 굽이 닳는 모양으로
내장의 피로를
알 수 있다

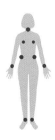

앞에서 소개한 것은 장의 단단함을 알아보는 요령이고, 신발을 살펴 어느 쪽의 굽이 더 닳았는가에 따라서 장은 물론 간이나 신장의 건강 상태도 알 수 있다.

내장이 부담을 지게 되면 그 주위의 근육도 내장 쪽으로 끌어당겨져 오그라들기에 골반도 비뚤어진다. 그 결과 관절과 근육이 움직일 수 있는 범위 (가동역)에 제한이 생겨서 신발 굽이 좌우가 다르게 닳는다.

예를 들어, 우측 신발 굽의 바깥쪽이 더 많이 닳아 있다면 간이 부담을 지고 있다는 의미다. 좌측 신발 굽의 바깥쪽이 두드러지게 닳았다면 신장에 부담이 가 있다는 의미다.

간은 우리 몸의 우측에 있다. 따라서 간에 부담이 생기면 본능적으로 간을 보호하려고 몸을 약간 우측으로 기울어지게 해 편안한 자세를 취하고자 한다. 그 결과 몸의 무게중심이 우측으로 옮겨지므로 우측 신발 굽이 두드러지게 닳는 것이다.

한편, 신장은 누에콩 모양으로 생긴 주먹 크기 정도의 기관이며 등 쪽 허리의 조금 위쪽 좌우에 하나씩 존재한다. 우측 신장은 우리 몸에서 큰 공간을 차지하는 간에 눌려 있는 듯한 형태로 좌측 신장보다 약간 아래에 있다. 이 두 신장은 등 쪽 늑골(갈비뼈)에 들러붙은 것 같은 모습을 하고 있는데, 좌측 신장은 약간 위에 있는 만큼 흉곽(가슴) 안에 숨겨진 느낌이 든다. 신장에 부담이 생기면 흉곽 내부에 있는 좌측 신장이 늑골의 압박을 받는다. 그러면 우리 몸은 이런 불쾌함을 누그러지게 하고자 조금 좌측으로 몸을 기울인다. 이 때문에 몸의 무게중심이 좌측으로 움직여서 좌측 신발 굽이 더 닳는다.

평소 자주 신는 신발 굽을 들여다보자. 어느 한쪽이 더 닳아 있지는 않은가?

우측 신발 굽이 더 닳아 있다면 간이 지쳤다는 증거다. 이때는 '목과 허리

목'의 긴장을 풀어주면 간의 기능이 활발해진다. 목은 우측을 조금 세게 압박해주면 간에 손쉽게 직접 영향을 미친다. 간이 활성화되면 배의 우측에서 간을 감싸듯이 덮고 있는 배 근육군(群)이 이완되므로 간이 지고 있는 부담도 줄어들 것이다.

좌측 신발 굽이 더 닳았다면 신장이 피로하다는 증거이니 '발목과 허리 목'의 긴장을 완화시켜 신장을 활성화되게 하자. 발목의 긴장을 풀어주면 넓적다리가 이완해 허벅지에 있는 신장 메리디안(meridian. 경선)을 활성화할 수 있다. 이렇게 하면 등 쪽의 한가운데 근처부터 허리 부근까지의 근육군이 이완되어 신장이 지는 부담이 줄어든다.

만약 양측이 똑같이 닳았다면 간과 신장이 함께 지쳤다는 뜻이다. 그럴 땐 5목의 긴장을 이완시켜 온몸의 근육을 풀어주자.

2-6
단단했던 목을 풀어주니
해독 효과로
온몸이 상쾌해졌다

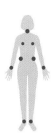

　　이전에 호화 여객선의 스파에서 일할 때 있었던 일이다. 어느 날 미국인 여의사 고객이 와서 반사요법(reflexology)을 시술해달라고 요구했다. 이는 발바닥 마사지를 말한다. 발바닥에는 반사구(反射區)라고 불리는, 몸의 각 기관과 통하는 혈(穴·급소)이 널려 있다. 이런 혈들을 자극해 혈액순환을 촉진함으로써 불편하고 불쾌한 증상을 완화하는 치료법이 반사요법이다.

　　그녀의 발바닥을 보니 정확히 장의 반사구에서 신장의 반사구, 척추의 반사구에 걸친 부분이 몹시 단단했고 발목이 딱딱해 가동역도 좁아져 있었다. 발목이 딱딱하다는 것은 장이 단단하다는 의미다. 장 활동이 나빠지면 불필요한 긴장이 생겨서 배(복부) 전체가 단단해지며, 이어서 넓적다리부터 발목은 물론이고 발바닥 근육군까지 배쪽으로 끌어당겨져 단단해지고 만다.

나는 발바닥 마사지를 웬만큼 한 뒤에 발목을 압박해 딱딱하게 뭉친 발목을 풀었다. 그리고 무릎까지 이어진 근육군에서부터 넓적다리 근육군, 골반 근육군, 장골릉(엉덩뼈 윗부분)에 이르기까지 긴장을 풀어갔다. 그러자 시술 중에 그녀의 배에서 꾸르륵꾸르륵 하는 소리가 나기 시작하더니 멈추지 않았다. 그녀는 부끄러워했지만, 발목이 부드럽게 풀어지면서 배 주변의 긴장이 완화되는 것이 느껴졌다.

다음날, 그 고객이 다시 스파에 와서는 "어젯밤에는 자면서 식은땀을 이상하리만큼 많이 흘렸어요"라며 약간 흥분한 기색을 띠고 말했다. 난생처음으로 흘린 식은땀이라서 입고 있던 티셔츠를 황급히 갈아입었다고 한다. 그런데 더 놀라운 일은 아침에 잠이 깼을 때 느껴진 상쾌함이었다고 한다. 도대체 무슨 일이 일어났는가 하고 생각해봤더니 전날 받은 시술 말고는 기억나는 것이 없었다는 것이다.

이야기를 나눈 뒤에 두 번째 시술을 했는데, 또다시 그다음 날에

흥분된 모습으로 스파에 와서는 시술받은 후에 경험한 일을 알려주었다. 이번에는 상상할 수 없을 정도의 졸음이 몰려왔다고 한다. 여객선에서 친해진 승객과 저녁식사를 같이 하기로 약속했었는데 졸음 때문에 취소할 수밖에 없었단다. 그녀는 졸음이 오는 대로 저녁이 되기도 전에 침대에 누웠다고 한다. 그런데 잠을 깨고 보니 무려 16시간이나 지나 있었다는 것이다.

일어나서 움직여보니 몸이 전체적으로 가벼웠고, 이내 변의(便意)를 느껴 화장실에 갔다고 한다. 그런데 이번에는 믿을 수 없을 정도로 많은 양의 변을 배설했다고 한다. **몸에서 땀과 변이 배출되면서 해독이 이루어짐으로써 세포가 새롭게 생성된 것처럼 온몸 구석구석에서 상쾌함을 느낀 것이다.** 또한 피부에도 몰라볼 정도로 윤기와 탄력이 생겼는데 그 사실을 알려주기 위해서 화장도 하지 않은 맨 얼굴로 스파에 왔다고 했다. 그녀는 자신이 의사인데도 "발목을 풀어주는 것만으로 다시 태어난 듯한 느낌을 받는다는 건 마술 그 자체예요"라며 웃는 얼굴로 말했다.

장의 긴장이 완화되면 이 정도로 해독 작용이 이루어지면서 온몸의 감각이 되돌아온다. 여러분도 부디 이 상쾌함을 느껴보기를 바란다.

2-7
최초로 공개하는
'5목 긴장완화법'

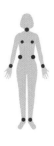

　자, 드디어 5목을 풀어주는 방법을 설명할 때가 됐다. **'5목 긴장완화법'의 기본은 압박법이다.** 손으로 5목을 2~3분간 꾹 눌렀다가 떼는 방법이다.

　특히 수축하기 쉬운 근육 가장자리, 뼈와 근육이 맞붙은 부위를 중심으로 해서 손으로 2~3분 정도 압박을 가했다가 뗀다. 그러면 반발하는 힘이 생겨서 혈액이 다시 흐르므로 근육이 유연해진다.

　이 장에서 공개하는 긴장완화법은 통증을 참아내게 하면서 뭉

친 근육을 펴는 방식의 몸에 부담을 주는 요법이 결코 아니다. **압**
력을 가하면 근육이 저절로 되돌아가는 힘을 깨쳐서 자연치유력을 발휘
하기 시작한다는 원리에서 고안된 것이다.

긴장완화법의 효과를 가장 크게 볼 수 있는 방법은 5목 전부
를 풀어주는 것이다. 5목의 긴장이 풀리면 단단했던 온몸의 근육
이 부드러워지면서 장을 비롯한 모든 내장이 이완된다. 그러면
몸에 쓸데없이 가해졌던 힘이 빠져나가서 몸이 가벼워진 느낌이
들 것이다. 이처럼 기분 좋은 감각을 뇌가 받아들이게 되면 자연
히 부교감신경이 작용하기 시작해 일상생활에서도 덜 긴장할 수
있게 된다.

5목의 긴장을 전부 풀어주는 경우에는 먼저 말단인 손목, 발목, 젖꼭
지목, 목을 자극한 뒤에 허리목을 풀어주자. 말단에서 중심을 향해 풀
어준 뒤에 중심인 허리목을 풀어주면 온몸을 긴장에서 벗어나게
할 수 있다. 시간이 별로 없을 때는 어느 곳이든 한두 곳만 풀어
줘도 좋다.

각 목의 긴장완화법 설명에는 특히 어떤 증상에 효과가 크다
는 내용도 써두었다. 그중에서도 어깨 결림은 '손목과 목'을, 변

비라면 '허리목'을 풀어주는 식으로 통증이나 불쾌 증상이 있는
부분과 연결된 근육군을 자극하면 더욱 효과가 커진다는 말은
틀림없다.

긴장완화법은 휴식 시간이나 전철 안에서, TV를 보면서 등 자
투리 시간에 할 수 있는 방법이니 생각날 때마다 해보자. 4주만 지
속적으로 하면 몸 전체의 긴장이 풀리며 내장이 부드러워진다.

'5목 긴장완화법'의
기본 원리

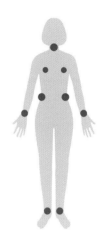

- 압박법으로 긴장을 완화한다. 즉 손으로 목을 2~3분간 꾹 누른 후 손을 뗀다. 그러면 근육이 저절로 되돌아가는 힘을 깨쳐서 자연치유력을 발휘하기 시작한다.

- 손목 → 발목 → 젖꼭지목 → 목 → 허리목 순으로 풀어준다.

- 시간이 없을 때는 어느 곳이든 1~2군데의 목을 꾸준히 풀어준다.

- 4주간 지속한다.

- 몸에 열이 있거나 골절, 피부 염증이 있을 때는 하지 않는다.

- 지병이 있으면 의사와 미리 상담한다.

손목이 굳어 있다는 느낌은 그만큼 손목이 긴장되었음을 말해준다. 손목에는 작은 뼈 8개가 있는데, 이 뼈들이 긴장하면 서로 얽혀서 부딪치므로 손목이 뻣뻣해진다.

이럴 때 손목을 압박해서 풀어주면 그 부위의 혈류가 촉진되면서 힘줄과 근육 등의 긴장이 완화되어 8개의 뼈들 사이에 틈새가 생겨난다. 그뿐만 아니라 팔꿈치를 향해 압력을 가하면 팔에 부하가 걸려 혈류가 좋아지므로 팔 근육도 이완된다.

근막들이 복부까지 기능적으로 연결되어 있기 때문에 팔의 움직임은 어깨에 영향을 준다. 그래서 팔 근육이 긴장하면 기능적으로 내장 주변의 근육을 지나치게 긴장하게 만든다. 이러한 팔의 문제를 해결하는 것은 내장의 기능과 밀접한 연관이 있다.

손목과 팔에서 혈류가 원활해져 손목뼈의 긴장이 풀리면 자연히 팔꿈치 관절도 이완되고 어깨 관절도 풀리기 시작한다. 어깨 부근의 긴장이 완화되면 옆구리 근처의 근육도 이완되기 시작하므로 사람에 따라서는 배에서 꾸르륵 소리가 날 수도 있다. 옆구리 근처의 근육이 풀리면 그 주위의 근육도 이완되기에 결과적으로 장 주변 근육의 긴장이 전부 풀린다.

특히 이런 증상에 효과가 크다

● 어깨 결림이 있을 때
● 어깨가 올라가지 않을 때
● 견갑골(어깨뼈)의 움직임이 나쁠 때
● 손목건초염이 있을 때

1 손목의 새끼손가락 쪽에 툭 불거진 뼈(골경상돌기)에서 손가락 쪽으로 조금 다가간 부분을 다른 쪽 손으로 꽉 잡는다. 그대로 2~3분간 압박을 한다. 강도는 아프면서도 시원한 정도가 기준이다.

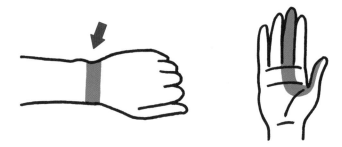

2 그 상태에서 마치 팔꿈치 쪽으로 눌러 가는 것처럼 힘을 주면서 손목을 약 1분간 압박한다. 반대쪽 손목에도 같은 요령으로 실시한다.

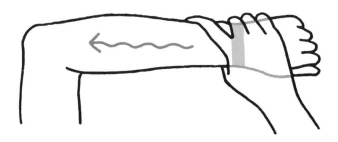

집게손가락과 새끼손가락은 걸쳐놓기만 하고
약손가락은 가운뎃손가락에 힘을 보탠다.

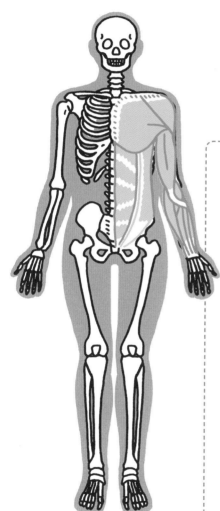

- 손목뼈 8개 : 두상골(콩알뼈), 삼각골(세모뼈), 월상골(반달뼈), 주상골(손배뼈), 유구골(갈고리뼈), 유두골(알머리뼈), 대능형골(큰마름뼈), 소능형골(작은마름뼈)

- 전완근막(아래팔근막), 신근지대(팔목폄근지지띠)

- 전완부(아래팔) : 완요골근(아래팔뼈근), 요측수근굴근(노쪽손목굽힘근), 장장근(긴손바닥근), 척측수근굴근(자쪽손목굽힘근), 천지굴근(얕은손가락굽힘근), 총지신근(손가락폄근), 소지신근(새끼폄근), 척측수근신근(자쪽손목폄근), 장요측수근신근(긴노쪽손목폄근), 단요측수근신근(짧은노쪽손목폄근)

- 상완이두근(위팔두갈래근)

- 삼각근(어깨세모근)

- 대흉근(큰가슴근)

- 승모근(등세모근)

- 견갑거근(어깨올림근)

'발목'이 풀리는 긴장완화법

현대인들은 복잡한 생활환경과 스트레스 등의 이유로 심신이 늘 긴장해 있다고 해도 과언이 아니다. 심리적 스트레스는 일상 생활에서의 모든 동작을 할 때 필요한 에너지보다 더 많은 에너지를 사용하게 만들고, 이러한 습관이 오래되면 스스로 자각하지 못하는 사이에 몸을 만성적인 긴장 상태로 만들어버린다.

중국 무술이나 기공, 태극권 등에서 기본이 되는 자세로 참장공(站樁功)이란 수련법이 있다. 이는 의식으로 인해 긴장되어 있던 것을 자연 상태로 돌아가게 하는 수련법이다. 비슷한 원리로 골프공을 이용해 발바닥의 반사점을 자극해주면 지면 반발력(ground force)이 경락을 순환시켜 내부 장기에 영향을 주게 되고 몸을 이완시켜주는 효과가 있다.

우리 몸은 엄지발가락이 붙은 부분의 뼈와 새끼발가락이 붙은 부분의 뼈, 그리고 발꿈치뼈를 기반으로 아치(arch)를 만들어서 효율적으로 몸무게를 지탱하기 때문에 바닥에 발을 딛고 서면 발바닥 전체가 바닥에 닿지 않는다. 요컨대, 발바닥의 아치가 튼튼하면 발바닥으로 몸무게를 충분히 떠받칠 수 있기에 다른 부분에 부담을 줄 필요가 없어진다.

그런데 몸 어딘가가 불편한 사람들 가운데 상당수는 발가락들이 갑갑할 정도로 한쪽으로 모여 있어서 발바닥 아치의 균형이 무너져 있다. 그런 경우에는 자세나 걸음걸이가 한쪽으로 쏠리고, 근육의 움직임이 어느 한 방향으로 치우치면 그 영향을 받아서 장이 단단해지고 골반 및 그 주변 근육이 장 쪽으로 끌어당겨진다. 그러면 고관절의 움직임 범위가 좁아져 다리 근육도 뻣뻣해지므로 발바닥 아치의 균형이 깨진다. 이런 현상 때문에 발이 쉽게 피로해지고 발목도 딱딱해진다. 효율적으로 몸무게를 지탱할 수 없어서 무릎과 고관절에 부담이 가므로 결국에는 까치발을 하기가 어려워지거나 아킬레스건이 약해져 끊어지기가 쉽다.

이때 발가락의 사이사이를 벌어지게 하는 동작은 매우 중요하다. 왜냐하면 발목에도 손목처럼 작은 뼈 일곱 개가 다닥다닥 붙어 있는데, 발가락 사이를 벌림으로써 발바닥 한가운데의 아치가 더 움푹해져서 몸무게의 중심이 잘 잡히기 때문이다. 그렇게 되면 발바닥으로 몸 전체를 지탱하게 되어 골반이 편안해지고 상체도 안정되어간다. 발목 긴장완화법을 며칠만 지속하면 허리가 감당해야 할 부담이 덜어져 허리가 본디 위치로 되돌아간다.

그런 점에서 발목의 긴장을 풀어주는 데에 발가락 분리기는 아주 유용한 도구다. 우리 발의 바닥에는 근막이 있고 등 부위에는 근육이 많이 붙어 있는데, 발가락 분리기를 끼우면 이 근막과 근육의 긴장이 풀리기 때문에 발가락을 벌리기가 수월해진다.

발목이 이완되면 골반의 장골(엉덩뼈) 윗부분까지 부드러워지며, 이 효과는 골반에 자리를 잡고 있는 장기에도 영향을 미친다. 특히 여성은 골반 안에 있는 자궁 등 생식기관의 긴장이 풀려 혈액이나 림프 등의 흐름이 촉진되고 신진대사가 활발해져서 몸 전체가 따뜻해진다. 요추(허리뼈)와 천골을 잇는 관절이 받는 부담도 줄어들기 때문에 허리의 자연스러운 곡선을 유지하면서 무리 없이 설 수 있게 된다.

발바닥에 자극을 주면 발에 쌓인 젖산 등의 피로물질을 혈류와 함께 심장을 향해 흐르게 해서 오줌과 함께 배출된다. 마사지 후에는 물 한 잔을 마셔두면 혈액 속에 흐르는 노폐물도 오줌과 함께 배출된다.

특히 이런 증상에 효과가 크다

- 냉증이 있을 때
- 변비 때문에 힘들 때
- 다리가 자주 부을 때
- 고관절이 아플 때
- 평발인 경우
- 오다리인 경우
- 발이 쉽게 피곤해지는 경우
- 개복 수술을 받은 뒤에 배 근육에 응어리가 생긴 경우

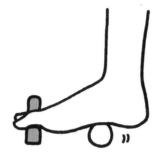 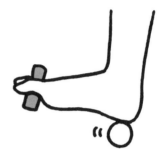

발가락 분리기를 발가락에 끼운 채 발바닥으로 알사탕을 굴린다.

골프공 크기의 알사탕.
골프공은 아프니 같은 크기의 알사탕을
쓰는 것이 좋다.

생활용품점에서 파는 발가락 분리기.
티슈 한 장을 넷으로 등분한 뒤에 동그랗게 말
아서 발가락 사이에 끼워도 같은 효과를 얻을
수 있다.

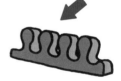

발목의 긴장을 힘으로 풀어주려고 하다가는 무리한 자세 때문에 몸에 부담이 생길 수 있으
므로 도구를 사용하는 것이 좋다. 그 도구란 페디큐어(pedicure. 발톱 화장)를 할 때 쓰는 발
가락 분리기를 말한다. 이것은 생활용품점이나 마트 화장품 코너에서 쉽게 살 수 있다.
발가락 분리기를 한가할 때 발가락 사이에 끼워놓으면 그만이다. TV나 책을 보면서, 안락
의자에 앉아 쉬는 동안 발가락 분리기를 끼워보자. 될 수 있으면 하루에 20분 동안 끼워놓
는 것이 좋다. 집에서라면 발가락 분리기를 끼우고 슬리퍼를 신은 듯이 지내는 것은 물론이
고, 그대로 잠들어도 괜찮다. 또 발가락 분리기를 끼운 채로 골프공 크기의 알사탕을 바닥
에 놓고 짓밟듯이 데굴데굴 굴려서 발바닥을 자극하면 더욱 효과가 좋아진다.

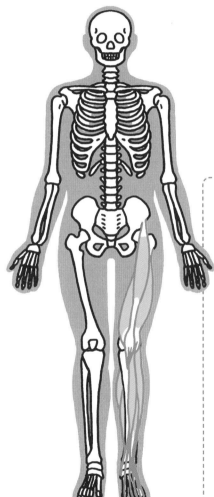

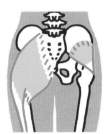

뒤에서 본 모습

● 발목뼈 7개 : 내측설상골(안쪽쐐기뼈), 중간설상골(가운데쐐기뼈), 외측설상골(앞쪽쐐기뼈), 주상골(발배뼈), 입방골(입방뼈), 거골(목말뼈), 종골(발꿈치뼈)

● 신근지대(발목폄근지지띠), 굴근지대(발목굽힘근지지띠), 하신근지대(아래폄근지지띠), 상신근지대(위폄근지지띠)

● 장모지신근(긴엄지발가락폄근), 장지신근(긴발가락폄근), 단비골근(짧은종아리근), 전경골근(정강이뼈앞근육), 히라메근(가자미근), 장비골근(긴종아리근), 비복근(장딴지근)

● 내측광근(허벅지안쪽넓은근), 대퇴직근(넓적다리곧은근), 외측광근(허벅지바깥쪽넓은근), 봉공근(넓적다리빗근), 대퇴이두근(넓적다리두갈래근), 반건양근(반힘줄모양근), 반막양근(반막모양근)

● 대요근(큰허리근), 대둔근(큰볼기근)

'젖꼭지목'이 풀리는 긴장완화법

젖꼭지목을 이완시키는 이유는 대흉근(큰가슴근)의 긴장을 풀어주는 데 있다. 남성은 대흉근 바로 위에 피부가 있고 젖샘과 젖꼭지가 있지만, 여성은 대흉근 위에 가슴이 부푼 만큼의 지방이 모여 있고 그 위에 젖샘과 젖꼭지가 있다.

현대인은 컴퓨터를 많이 사용하거나 골똘히 생각할 일이 많은 탓에 자세가 구부정해지기 쉽다. 상체가 구부정해지면 어깨가 앞으로 나오면서 안쪽으로 말리는데, 그 힘이 모이는 부위가 대흉근 끝에 있는 젖꼭지다. 그래서 젖꼭지를 쥐고 비틀면 수축한 대흉근을 풀어줄 수 있다. 또 대흉근은 등과 어깨, 목 등의 근육과 이어져 있어서 젖꼭지를 풀어주면 상반신에서 복부 근처에 있는 근육의 긴장을 풀어줄 수 있다.

젖꼭지를 풀어주면 젖꽃판의 긴장이 완화되어 부드러워지는 느낌이 들 것이다. 그뿐만 아니라 가슴 근처에서 혈액과 림프의 흐름이 회복되므로 체온이 올라가고, 동시에 호흡이 깊어진 느낌도 받을 수 있다. 알다시피 젖꼭지는 성감대다. 다시 말해, 무척 민감한 부위다. 그곳을 잡고 돌리는 동작은 성감대를 자극하는 행위도 될 수 있기에 근육을 풀어주는 효과는 물론 뇌에 기분 좋은 느낌까지 전할 수 있다.

여성 가운데는 자궁이 차가워져 있는 이들이 많다. 그 경우에는 젖꼭지와 자궁의 신경이 서로 이어져 있어서 젖꼭지를 자극하면 자궁의 긴장이 풀리면서 차가운 증상이 사라진다.

그런데 젖꼭지가 단단하다는 것은 어떤 상태일까? 바로 마른 콩처럼 수분과 탄력이 없이 '딱딱'한 상태를 말한다. 또 만져보면 젖꼭지를 포함한 젖가슴 전체가 수분이 없는 스펀지를 쥔 것 같은 느낌이 든다. 물기를 머금은 스펀지를 쥐어보면 촉촉하고 부드럽다는 생각이 드는데, 마른 스펀지를 만지면 그냥 쭈그러지는 딱딱함을 느끼게 된다. 딱딱해진 부위는 혈액과 림프의 흐름이 나빠져 있으므로 손 감각이 예민한 사람이라면 그곳을 만져보는 것만으로 이상스럽게 단단하다고 판단할 것이다.

(※ '젖꼭지목이 풀리는 긴장완화법'에 관한 설명은 어디까지나 개인이 스스로 건강을 관리하는 방법이며, 내 치료법의 실제 시술 내용은 아니다.)

특히 이런 증상에 효과가 크다

- 과다호흡이 자주 나타날 때
- 갱년기장애에 시달릴 때
- 어깨를 올릴 수 없거나 어깨가 결려서 괴로울 때
- 생리통, 생리불순 등 부인과 계통의 병이 있을 때

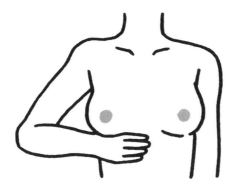

1 여성이라면 먼저 젖가슴 아래 부위를 손으로 꾹 눌러서 대흉근(큰가슴근)과 젖가슴
의 경계선에 혈액이 집중되게 한다. 젖가슴 아래가 단단한 사람은 2~3분간 압박하
자. 그다지 단단하지 않다면 1분 정도로 충분하다.

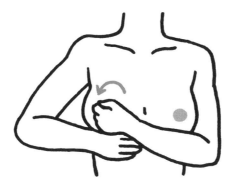

2 그다음에는 젖꼭지와 젖꽃판을 함께 한쪽씩 비틀어준다. 좌측 젖꼭지라면 오른손 엄
지손가락과 집게손가락으로 잡아서 몸 바깥쪽으로 비틀어준다. 젖꼭지를 손으로 급
하게 꽉 잡지 말고 금고의 다이얼을 맞추듯 천천히 돌려야 한다. 단, 모유 수유로 젖
꼭지에 상처가 생긴 사람은 염증이 심해지므로 하지 말아야 한다.

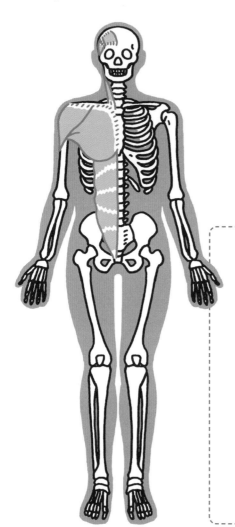

- 대흉근(큰가슴근)
- 흉쇄유돌근(목빗근)
- 교근(깨물근)
- 악설골근(턱목뿔근)
- 견갑설골근(어깨목뿔근)
- 흉골설골근(복장목뿔근)
- 견갑거근(어깨올림근)
- 삼각근(어깨세모근)
- 상완이두근(위팔두갈래근)
- 승모근(등세모근)
- 광배근(넓은등근)
- 복직근(배곧은근)

'목'이
풀리는
긴장완화법

목에는 1번에서 7번까지의 경추(목뼈)가 있는데, 여기에서 각각 신경(경신경 C1–C7)이 나와서 몸의 각 부위와 연결되며 그 부위의 기능을 조절한다. 예를 들면, 경추 6번과 7번에서는 주로 팔로 이어지는 신경이 나오므로 이곳의 긴장을 완화하면 어깨를 이완시킬 수 있다.

횡격신경(횡격막으로 가는 운동성 신경)은 경신경(척추 신경 중에서 목 부분에 있는 8쌍의 신경) C3, C4, C5에서 시작해 폐와 심장 사이를 통과해 횡격막에 도달하는 신경이다. 주로 4경신경(C4)에서 유래하지만, 3 및 5경신경(C3, C5)과도 연결이 되고, 경신경총과 상완신경총에서 신경 전달을 받는다. 이 신경은 횡격막에 유일한 움직임을 제공하고 그것으로부터 감각 정보를 받기 때문에 호흡에 매우 중요하다. 왼쪽과 오른쪽에 각각 하나씩 횡격막 신경이 있어서 한쪽 신경에 이상이 생기면 비대칭적인 횡격막의 움직임을 발생 시킬 수 있다. 그러므로 목의 긴장을 이완시키는 것은 횡격신경을 원활하게 만들어주고 복강의 압력을 균형 있게 만들어주고 장기 의 기능을 돕게 된다.

부교감신경과 관계가 깊은 미주신경(내장에 분포해 감각·운동·분 비 등을 지배)은 경추 3번을 지나간다. 미주신경은 경정맥공을 타고 내려와 목 근처에서 경동맥과 나란히 주행하며 아래로 내려오면 서 장기들을 지배하므로 경추 주변 근육을 이완시켜주면 미주신 경이 장기들에 신경 전달을 원활히 할 수 있게 된다.

목 부근에는 승모근이라는 대형 근육이 두개골 바로 밑에서 등의 중간 부분까지 뻗어 있다. 이 근육은 좌우 견갑골(어깨뼈) 사이를 벌리거나 좁 히는 동작을 하고 무거운 머리도 지탱해야 하므로 피로해지기 쉽다. 특 히 직장인들에게 흔히 나타나는 구부정한 자세는 승모근을 더욱더 지치 게 한다. 등이 앞으로 굽으면 두 견갑골 사이가 벌어지므로 그 위에 위치한 근육과 혈관은 늘 고무줄처럼 늘어나 있게 된다. '늘어나 있다'는 말은 마치 밀가루 반죽을 얇게 밀어놓은 것 같은 상태라 는 뜻이다. 근육이 얇게 펴지면 그 속을 통하는 혈관, 모세혈관 등도 전부 당겨져 얇게 늘어나기에 혈관이 압박되어 혈류가 막히기 쉬워진다. 혈류가 막힌다는 현상은 근육이 딱딱해지는 상태와 같으므로 양 견갑골 사이가 뻐근해지고 만다.

게다가 상반신이 앞으로 휘면 목을 통하는 혈관도 압박되기에 뇌로 가는 혈류가 나빠져서 뇌 속에 이산화탄소가 쌓인다. 그뿐만 아니라 목 주위나 얼굴의 림프도 흐름이 나빠지므로 머릿속에 노폐물이 축적되어 얼굴이 푸석푸석해지거나 그 빛깔이 어두워진다.

옆목을 압박해 혈류를 원활하게 하면 승모근과 목 부근의 근육을 이완시키고 머릿속에 쌓인 노폐물도 혈액이 운반해 배출할 수 있다. 그러면 깨끗한 혈액과 림프가 몸속을 돌게 되므로 얼굴빛도 좋아지고 피부도 맑아지며, 근육이 탄탄해져서 얼굴이 작아진다. 이렇듯 목의 긴장 완화는 미용 면에서도 대단히 효과가 좋다.

특히 이런 증상에 효과가 크다

● 두통이 좀처럼 가시지 않을 때
● 위와 장, 간의 상태가 시원찮을 때
● 목이나 어깨가 뻐근할 때
● 얼굴이 부어 있을 때
● 안색이 좋지 않을 때

목이 풀리는 긴장완화법

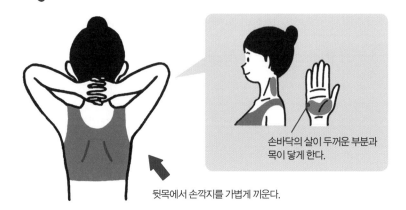

뒷목에서 손깍지를 가볍게 끼운다.

손바닥의 살이 두꺼운 부분과 목이 닿게 한다.

1 뒷목에 두 손을 놓은 뒤에 깍지를 끼고, 그 상태에서 팔꿈치를 움직여서 손바닥의 두꺼운 부분으로 옆목을 가볍게 2~3분간 압박한다(목에는 중요한 신경이 많이 통하므로 너무 강하게 압박하지 않는다).

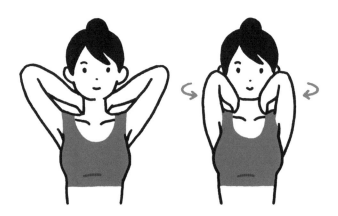

2 귀 뒤에서부터 어깨 관절까지의 근육들을 움직여 두 팔꿈치를 열고 닫으면서 펌프처럼 압박을 되풀이하고 아래위로도 움직인다. 이때 목을 압박한 채 1~2분간 정지해보면 기분이 좋아지고 효과도 더 커진다.

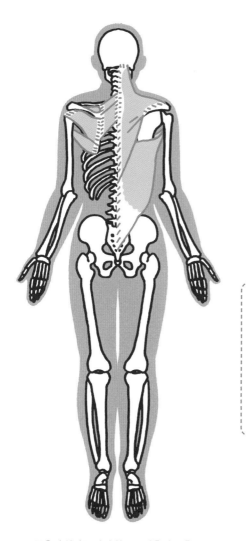

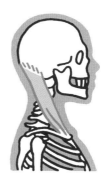

- 승모근
- 견갑거근
- 흉쇄유돌근
- 척주기립근(척주세움근)
- 후두근(뒤통수힘살)

※ 근육의 위치를 알기 쉽도록 좌측과 우측 중 한쪽만 표시했다.

'허리목'이 풀리는 긴장완화법

우리 몸의 중심부인 허리목(허리의 잘록한 부분)은 장과 가장 가까운 부위다. 따라서 골반 안의 깊은 부분을 자극하면 근육을 통해 장기(특히 장)를 간접적으로 활성화할 수 있다.

허리목을 압박하는 사이에 배가 꾸르륵거릴 수도 있다. 이는 장이 활력을 되찾아 혈류가 좋아졌다는 증거다. 장이 자극을 받으면 그 주변에 있는 자궁(생식기), 위, 간, 신장 등의 기능도 자연히 활발해진다. 더구나 내장의 신진대사도 왕성해져서 축적된 지방을 쉽게 태우기 때문에 근육이 탄탄해지고, 그 영향으로 허리의 잘록한 부분이 잘 드러나게 된다. 골반 내의 근육에 압력을 가해 혈류를 촉진하는 동작은 자율신경을 정상적으로 작용하게 하는 데도 도움이 된다.

척추의 아래 끝부분에는 골반을 구성하는 뼈의 하나인 천골(엉치뼈)이 있다. 이 뼈에서 자율신경이 나와 있는데, 장골근을 자극하면 대요근과 장요근(엉덩허리근)의 긴장도 풀고, 천골을 간접적으로 자극할 수 있다. 그렇게 되면 부교감신경이 작용하므로 내장의 긴장이 이완되어 장 기능도 좋아진다. 장이 이완되면 골반의 긴장이 완화되고 근육도 부드럽게 풀리는 선순환이 시작된다.

허리목의 긴장을 풀어주면 자세도 좋아진다. 장골의 둥그런 윗부분이 이완되면 그곳에서부터 늑골(갈비뼈)까지 붙어 있는 내복사근이라는 근육의 긴장이 풀리고 흉곽도 원위치로 되돌아간다. 그러면 그 부위에 겹쳐 있던 견갑골(어깨뼈)도 정상적인 위치를 되찾게 되어 등줄기가 쭉 펴진 것 같은 느낌이 든다.

특히 이런 증상에 효과가 크다

- 과민성대장증후군으로 신경이 쓰일 때
- 변비 때문에 괴로울 때
- 개복수술 등을 받은 뒤에 배 근육에 응어리가 생겼을 때
- 저체온과 냉증이 있을 때
- 불임증이 있을 때
- 척주관협착증과 요통이 있을 때

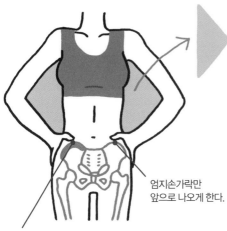

이등변삼각형이
되도록

엄지손가락만
앞으로 나오게 한다.

1 엄지손가락이 몸의 앞면에 오도록 두 손으로
허리를 잡는다. 앞에서 보면 팔의 안쪽이 이등
변삼각형을 이룬 모습이다. 이때 골반의 가장
윗부분에 산처럼 불룩 나온 큰 뼈(엉덩뼈 윗부
분)의 곡선 부분보다 조금 위에다 엄지손가락
을 대고 허리를 단단히 잡는다.

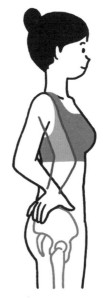

팔꿈치를 앞으로
움직였을 때
엄지손가락이
장골에 박힐 정도로
꾹꾹 내리누른다.

2 어깨와 손목이 고정되면 팔꿈치를 새가 날갯짓하듯이 앞뒤로 움직여서 장골근
(엉덩근)을 압박한다. 이때 엄지는 장골(엉덩뼈)에 박힐 정도로 세게 눌러서 안
쪽을 자극한다. 그리고 팔을 움직이는 주체는 어깨가 아니라 팔꿈치라는 점을
의식하자. 힘껏 내리누르면 앓는 소리가 날 정도로 아플 수도 있으므로 처음에
는 천천히 압박해야 한다. 2~3분간 계속 한다. 아픔을 참고 견디면서 자극하다
가는 근막에 염증이 생길 수 있으니 어디까지나 약간 아프면서도 시원한 느낌
이 들 정도로 하는 편이 좋다.

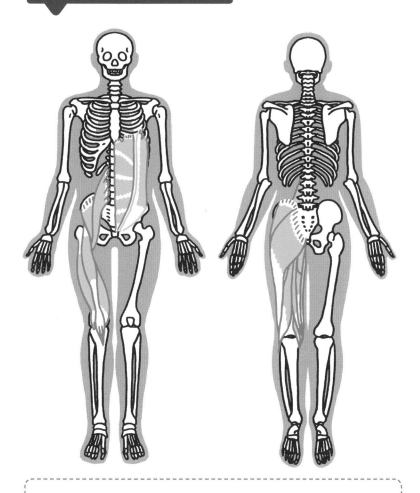

허리목을 풀어주면 영향을 받는 근육

- 장골근
- 대요근
- 요방형근(허리네모근)
- 복직근
- 외복사근(배바깥빗근)
- 내복사근(배속빗근)
- 복횡근(배가로근)
- 횡격막과 늑간근
  (갈빗대힘살)

PART 3

나쁜 감정이
쌓이면
장이
단단해진다

3-1
생각을
너무 많이 하면
장이 긴장한다

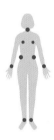

어깨가 뻐근하면 주무르고, 허리가 아프면 안정을 취하고, 병이 들면 병원에서 처방받아 약을 먹는다. 이처럼 몸에 편하지 않은 증상이 생기면 우리는 대부분 그 증상을 없애는 방식으로 해결한다. 그런데 왜 그러한 증상이 생겼을까 하고 그 근본 원인을 알아내려고 하지 않는가?

내가 살펴본 바에 따르면 몸의 불편하고 불쾌한 증상은 대부분 내장의 단단함이 원인이다. 내장 중에서도 특히 장에 대부분의 원인이 몰려 있다. 그러한 내용을 제1장까지 설명했으며, 그 단단함을 풀어주는 '5목 긴장완화법'은 이미 2장에서 소개했다.

그런데 도대체 장은 왜 단단해질까?

실은, 장이 단단해지는 원인의 대부분은 감정이다. 매일 회사나 집안일, 육아에 쫓기거나 인간관계가 원만하지 않아서 생기는 감정을 쌓아두면 스트레스로 말미암은 부담 탓에 내장이 지나치게 긴장해버린다. 긴장 때문에 단단해진 장이 주위의 근육에 영향을 끼쳐서 여러 가지 불편하고 불쾌한 증상을 느끼게 되는 것이다.

'감정을 쌓아둔다'는 말은 머리로 지나치게 생각을 많이 한다는 뜻이다. 몸이 불편하고 불쾌한 증상의 원인은 대부분 정신적 피로라고 해도 지나친 말이 아닌데, 이 정신적 피로가 어디서 생기는가 하면 바로 머리, 즉 뇌이다.

우리의 머릿속에는 '이러지도 저러지도 못하고……', '싫어하면 어쩌지', '내일까지 일이 끝나지 않을지도 몰라' 등 잡다한 생각이 끊임없이 돌아다닌다. 사람은 생각할 때 아래를 보는 자세를 취한다. 참신한 아이디어를 얻고자 할 때는 위를 바라보고 생각하지만, 생각을 굴릴 경우 사람은 아래를 향한 채 이래저래 궁리를 한다.

그런데 머리는 무척 무거운 부위이다. 그토록 무거운 머리가 아래를 향하기에 당연히 상반신도 구부러져 몸이 안쪽으로 말려들어간다. 이런 자세는 복부를 종이 접듯이 압박해 호흡을 얕아지게 하고 장도 긴장하게 해 단단하게 만든다.

결국 좋지 않은 감정이 쌓여서 생긴 스트레스는 내장을 긴장하게 해 사람의 자세를 앞으로 굽게 만든다.

3-2
구부정한 자세는
자율신경의 균형을
무너뜨린다

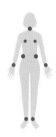

우리 몸에는 자신의 의사와 관계없이 몸의 기능을 조절해주는 자율신경이 퍼져 있다. 심장이 움직이는 것도, 혈액이 몸속 노폐물을 운반하는 일도 우리 의사와는 상관없이 이루어진다. 즉 자율신경이 알아서 움직여준다.

자율신경은 활동 상황에서 작용하는 교감신경과 휴식 상황에서 작용하는 부교감신경으로 나뉘는데, 이 둘이 조화를 이룰 때가 가장 바람직한 상태다.

그리고 이 두 신경은 뇌가 지배한다. 뇌에 있는 시상하부라는 부위가 자율신경에 명령해 몸의 각 기관이 적절한 상태를 유지하게 한다. 이를테면, 무엇인가가 머리 위로 떨어질 때 순간적으로 이를 피할 수 있는 이유는 교감신경이 본능적으로 위험을 느껴 몸의 근육을 수축시켜서 언제든지 위기에 대처할 수 있게 하기 때문이다.

교감신경과 부교감신경은 본디 서로 균형을 이루는 상태가 이상적이다. 하지만 자세가 구부정해지면 목도 거북처럼 앞으로 나가서 머리로 가는 혈류가 나빠진다. 그 결과 산소 공급이 부족해지면서 몸이 위기 상황에 대응하고자 교감신경의 기능이 우세해진다. 흔히 위험이 다가오면 "숨이 멎을 것만 같다"라고 말하지 않는가? 상체가 앞으로 굽어버리면 정말로 그렇게 되어버린다. 즉 호흡이 얕아져서 자연히 교감신경이 작용한다.

그러면 온몸이 굳어져서 무슨 일이 생기더라도 즉시 피할 수 있는 초긴장 상태가 된다. 이런 상태로는 장의 긴장도 풀리지 않는다. **등이 앞으로 굽은 탓에 복부가 압박을 받는 데다 교감신경까지 작용하는 상태라서 장이 단단해지고 만다.**

휴식을 취하고 있더라도 몸이 이완되어 있지 않으면 변비에 걸리거나 설사가 난다. 변비는 장이 단단해진 상태에서 생기고, 설사는 장이 염증을 일으키는 현상이므로 몸이 약간 붓고 열이 나는 사람도 있다. 아무튼 좋은 상태는 아니다.

　이처럼 구부정한 자세는 자율신경의 균형을 깨뜨려 다양한 증상을 생기게 한다.

3-3
감정은 이렇게
내장을
단단하게 한다

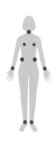

　　　　　　　　동양의학에서는 감정이 각 장기와 연결되어서 내장의 기능과 활동에 영향을 미친다고 말한다. 예를 들면 다음과 같다.

- 기쁨 ↔ 심장, 소장
- 슬픔 ↔ 폐, 대장
- 분노 ↔ 간, 담낭(쓸개)

- 두려움 ↔ 신장(콩팥), 방광

- 고민 ↔ 위, 비장(지라)

이 대목에서 조금 다른 관점으로 감정에 대해 생각해보자.

세상에는 물리의 법칙이 작용한다. 물리의 법칙이라고 하면 어렵다는 생각이 들겠지만, 여기서 말하려는 것은 주파수다. 즉 모든 사물에는 저마다 독자적인 주파수가 있으며 우리 몸에도 고유한 주파수가 있다고 한다. **실은 감정에도 특유한 주파수가 존재한다**는데, 내가 아는 범위에서 소개하면 분노에는 285kW(킬로와트), 슬픔에는 125.8kW, 미움에는 18.4kW라는 전기에너지와 같은 수준의 주파수가 있다고 한다. 이런 식으로 생각하면 각 장기에도 고유 주파수가 있다고 할 수 있다.

예컨대, 간은 분노의 감정과 관계가 밀접하다. 일상생활에서 술이나 약을 먹은 탓에 간의 기능이 약해지면 그 주파수도 저하되기 마련이다. 그럴 때 몹시 화가 나서 285kW의 전기에너지와 같은 정도의 주파수가 감정에 나타나면 분노의 주파수를 맞추기 위해 간이 무리하고 만다.

또 신장은 두려움과 관계가 깊지만 정기(精氣)를 관장하는 장기이

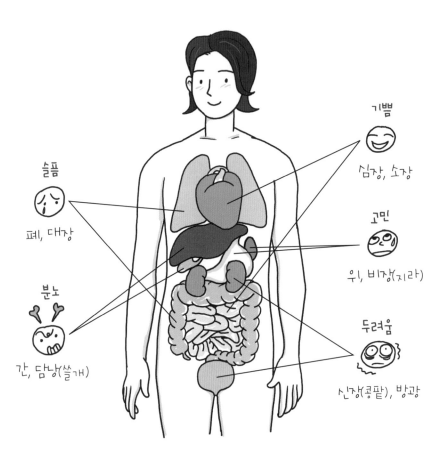

기쁨
심장, 소장

슬픔
폐, 대장

고민
위, 비장(지라)

분노
간, 담낭(쓸개)

두려움
신장(콩팥), 방광

기도 하다. 조금 무안한 이야기이지만, 지나친 성행위는 신장에 부담을 준다. 부담을 받은 신장은 주파수가 낮아진다. 이런 상태가 지속되면 두려움, 불안의 주파수와 동조하게 되어서 늘 겁이 많거나 불안에 쫓긴 나머지 신장이 지치고 쇠약해지고 만다.

이 외에도 늘 서둘러 식사하는 등 나쁜 습관으로 위의 소화 작용에 부담이 생기면 피로해진 위의 주파수와 고민의 주파수가 서로 일치되어 위가 쇠약해지며, 배 근육과 견갑골 사이가 굳어져 단단해지기도 한다. 그리고 자신의 존재를 드러내지 않으려고 숨을 죽이고 살아가면 호흡이 얕아져 폐 기능이 떨어진 상태에서 슬픔의 주파수와 동조한 결과 폐가 피곤해지고 허약해져서 늑골 사이의 근육군은 물론이고 쇄골에서부터 가슴 전체를 덮고 있는 대흉근도 딱딱해진다.

내장에 부담을 준다는 말은 각 장기를 위축되게, 즉 오그라들게 한다는 뜻이다. 그렇게 되면 주변 근육도 끌어당겨지기 때문에 마지막에는 뼈대마저 어긋나버린다. 그 결과 근육이 변형되면서 통증이 나타난다. 이같이 각 내장기관에 나쁜 현상이 일어나는데도 감정을 억누르고 참으면 최종적으로 몸의 중심인 장이 영향을 받아서 단단해져간다.

나는 고객에게 감정과 장기가 서로 영향을 미친다는 점을 체험하게 하려고 최근에 화가 났던 일 등을 생각하게 한 뒤에 어디에 힘이 들어가는지를 느끼게 한다. 그러면 주먹을 불끈 쥐면서 "배에 힘이 들어갔어요"라고 말한다.

요컨대, 분노를 참으면 저절로 배에 힘이 들어가서 장을 위축되게 한다. 그뿐만 아니라 나쁜 감정을 참아낼 때는 자신도 모르게 주먹을 쥐려고 손목에 힘이 들어간다. 게다가 노여움을 가라앉히려고 신경을 쓰다 보면 호흡이 고르지 않게 된다. 호흡이 불규칙하다는 것은 폐가 부담을 느낀다는 것을 말해준다.

이처럼 다양한 감정을 견디기 위해서 우리 몸은 장에 부담을 줄 뿐만 아니라 다른 내장기관도 지치고 쇠약해지기 때문에 장에 불편하고 불쾌한 증상이 생긴다. 장에서 모든 불편이 시작된다고 해도 지나친 말이 아니다. 장이 부드러움을 유지하도록 관심을 기울이는 일은 건강해지는 데 꼭 필요한 일이다.

3-4
억눌렀던 감정을
표출하고 나니
장이 부드러워졌다

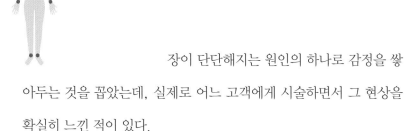

장이 단단해지는 원인의 하나로 감정을 쌓아두는 것을 꼽았는데, 실제로 어느 고객에게 시술하면서 그 현상을 확실히 느낀 적이 있다.

그 고객은 40대 후반의 주부였는데 어깨 결림, 요통으로 고생하고 있었다. 보통 시술 중에는 서로 얘기를 주고받는데 이 고객은 말을 하면서 전혀 웃지 않았으며, 슬프다고 하면서도 표정에는 변화가 없었다. 나는 그런 분위기가 어색해 "최근에 웃은 적이 언제죠?" 하고 물었다. 그러자 "웃은 적이 없어요"라고 한 마디 툭 던지더니 갑자기 눈물을 글썽이면서 울기 시작했다. 내가 다시 "왜 웃지 못하나요?"라고 물었더니 "즐거운 일이 없어요. 뭐가 유쾌한지 모르겠어요"라고 말했다. 그래서 반대로 "그렇다면 요즘에 짜증낸 적은 있나요?"라고 물었더니 "남편 때문에 짜증을 낸 적이 있어요"라며 즉시 대답했다. 게다가 "아이도 내 말을 도통 듣지 않아요"라고 했다. 또다시 "그러면 최근에 화를 낸 적은 있어요?"라고 했더니 "오늘 아침에도 화가 끓어올랐어요" 하고 대답하면서 몹시 화가 난 표정을 지었다.

유쾌한 감정은 표현하지 못하고 분노의 감정은 표현할 수 있다면 분노의 감정을 돌파구 삼아 감정을 발산시켜보자는 생각이 들어 나는 이렇게 말했다.

뭐든지 화를 내보세요. 예를 들어 '이 빌어먹을 녀석아!'라고 말해보세요."

그녀는 처음엔 조금 부끄러워했는데 곧 거리낌 없이 "빌어먹을 녀석아!", "이놈아!", "죽어라!", "거지같은 할망구야!", "거지같은 영감태기야!" 하고 마구 토해냈다. 그러자 장이 꾸르륵꾸르륵하는 것이 아닌가. **느낀 대로 감정을 발산하니 장의 윗부분 근육이 뚜렷이 이완되기 시작한 것이다.** 그녀는 한참 화를 표출하더니 웃기 시작했다. 그

리고 "어머나, 이런 말들을 처음 해서 그런지 기분이 상쾌해요"라고
했다.

이 고객이 자신의 감정을 표현하지 못한 원인은 양친이 가르쳐준
예의범절 때문이었다. 이 고객의 부모님은 예의를 아주 중요하게
생각해 엄하게 가르쳤다고 한다. 그래서 어릴 때부터 부모에게 혼
나지 않기 위해 착하게 살아온 것은 물론 '나쁜 짓을 하지 말라', '추
잡한 말을 쓰지 말라'는 세상의 상식에 맞춰서 엄격하게 생활해왔다
고 한다.

**이렇게 사고(思考)가 경직되어 있으면 뇌가 긴장하고 몸도 긴장하고 만
다.** 그래서 딱딱한 사고방식에서 벗어나게 하고자 쌓아둔 감정을 폭
언으로 토하게 했는데, 몸도 그런 표현에 반응해 긴장을 풀었던 것이
다. 이러한 사례는 이후에도 무척 많았다.

그녀는 요즘도 시술을 받으러 오는데, 입가에 아주 멋진 미소를 머
금으면서 생기발랄하게 인사를 한다. 그 모습이 참으로 보기 좋다.

3-5
초조해하는 사람의
걸음걸이에는
특징이 있다

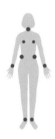

안절부절못하는 사람, 언제나 허겁지겁하면서 걸음이 빠른 이들의 다리 동작을 살펴보면 공통점이 있다. 바로 무릎이 굽혀지지 않는다는 점이다. **약간 구부정한 자세로 달리듯이 걷기 때문에 자신도 모르게 무릎을 제대로 굽히지 않은 채 넓적다리부터 발목까지를 마치 하나의 막대기처럼 움직인다.**

이런 상태에서는 고관절과 허리가 부담을 떠안게 된다. 그러다가 척추의 가운데 구멍인 척주관이라는 공간이 좁아져서 척주관협착증에 걸리는 일이 많다. 또한 애가 타서 마음이 조마조마한 사람이라면 누구나 호흡이 얕기에 심장도 부담을 느낀다.

　실제로 손목, 팔꿈치, 그리고 쇄골과 어깻죽지 사이에 있는 대흉근 윗부분 부근에는 심장과 연결된 경락들이 있는데, 이곳이 딱딱하게 경직되면 손가락으로 눌렀을 때 펄쩍 뛸 정도로 아프다. 혹은 통증을 별로 느끼지 않을 수도 있다. 그 이유는 생각이 복잡해 뇌가 다른 곳을 의식하는 바람에 통증의 감각이 둔해졌기 때문이다. 이럴 때 경락의 긴장을 풀어서 혈류를 촉진하면 통증 감각이 되살아나기 쉽다.

통증 감각이 둔해져 있는 상태에서 마사지를 받는 것은 위험하다. 왜냐하면 사실은 아파야 하는데 아픔을 못 느끼는 탓에 압박 강도의 한계를 알 수 없기 때문이다. 그래서 "더 세게 눌러주세요"라며 쉽게 부탁해 버린다. 만약 정상적으로 신경이 통한다면 "아프니까 그만해주세요"라고 말할 상황에서도 통증을 못 느껴 가만히 있게 되니 너무 세게 눌러서 염증을 일으키거나 조직을 파괴해버릴 위험성이 있다.

3-6
성급한 사람이
위와 장의
질병에 잘 걸리는 이유

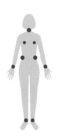

무엇이든지 빨리 해야 하고, 내일 해도 되는 일을 오늘 하지 않으면 마음이 놓이지 않는 성급한 사람은 천천히 일하는 것에 죄책감을 느끼는가 하면 자신도 모르는 사이에 설치는 일이 잦다. 식사 후에도 쉼 없이 바로 다음 행동을 시작해버린다.

사실 이런 행동은 위험하다. **원래 음식을 섭취한 뒤에는 몸을 쉬어주는 것이 좋다. 소화 작용에 혈액이 사용돼야 하기 때문이다. 그런데 식사를 끝내자마자 바로 업무나 그 밖의 볼일을 보면 소화기관에 쓰여야 할 혈액이**

뇌 또는 다른 부위에 쓰인다. 그러면 우리 몸은 소화 작용을 하기 위해 위산을 억지로 분비해 섭취한 음식물을 잘게 부수지만 혈액 부족으로 소화 기능이 저하된 상태라 위산이 남아돌아서 위 점막이 손상된다. 위산이 십이지장(샘창자)을 거칠 때 십이지장궤양도 발생한다. 게다가 위산은 장에까지 흘러가므로 장벽도 헐어 장염을 일으킨다. 더욱이 음식이 불완전하게 소화된 형태로 장에 들어오면 장은 그 상태에서 영양을 분해하고 흡수하려고 하므로 장벽에 오염이 발생한다.

혈액은 장에서도 만들어지는데, 장벽이 더러우면 혈액도 오염된 채 만들어져 몸속을 돌고 만다. 이미 오염된 혈액은 간에 저장됐다가 신장에서 여과되기 때문에 간과 신장에도 부담이 생긴다. 신장이 부담을 지면 신장이 위치한 등이 뻐근해지기 마련이다. 그렇게 되면 가만히 있지 못하고 등을 굽히기도 하고 펴기도 하면서 편한 자세를 찾으려고 애쓴다. 그러다가 한쪽으로 기울인 자세가 편하구나 하고 생각하는 순간에 골반도 어긋나므로 근육의 균형이 무너져버리고 만다.

항상 초조해하며 참지 못하거나 무조건 빨리 해야 마음이 놓이는 사람은 일부러라도 '천천히'를 의식해야 한다. 우선 식사 후 30분 동안은 안락의자에 멍하게 앉아 있거나 가족 혹은 오랜 친구와 잡담을 나누면서, 무엇보다 먼저 몸을 편안하게 해주자.

3-7
분노의 감정에서
벗어나지 못하면
오십견이 낫지 않는다

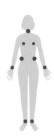

　　오른쪽 어깨가 올라가지 않아서 억지로 올리려니 아프고, 팔을 올릴 수 없어서 앞치마 끈을 맬 수 없었던 적이 있는가? 이러한 오십견 증상이 있는 사람은 어깨 관절이 앞으로 기울어져 어깻죽지가 눌려 있다. 이른바 어깨가 안으로 말린 자세, 즉 롤(roll. 둥근 통)이라는 현상인데, 이 때문에 어깨가 올라가지 않는다고 할 수 있다.

　　흔히들 '나이가 많아지면 오십견이 생긴다'고 생각하지만, 정확히 말하면 **오십견은 나이가 원인이 아니다. 오랜 기간 유지해온 운동 부족과 나쁜 자세 등으로 말미암아 내장이 단단해졌거나 근육이 오그라들어 어깨 관절이 앞으로 기울어진 바람에 팔의 움직임 범위가 제한되어서 나타난 것이다.** 어깨가 안으로 말리는 원인은, 간이 단단해지면서 그곳을 감싸고 있는 늑골(갈비뼈) 사이의 근육(늑간근)이 딱딱하게 수축한 결과 어깨 관절이 처져서 어깻죽지를 압박하기 때문이다.

간이 단단해지는 이유는 무엇일까?

그 이유는 노여움 같은 분노의 감정을 품고 있어서다. 이미 설명했듯이, 각각의 감정은 특정 장기와 서로 관련되어 있어서 어떤 감정이 솟구치면 해당 장기에 나쁜 영향을 끼친다. 특히 분노는 간에 부담을 주는 감정이다. 만일 불안감으로 잠들지 못해서 의사가 처방한 수면유도제를 먹거나 하면 해독의 기능을 하는 간이 불필요한 부담을 지게 되어 더욱더 딱딱해지고 만다. 또 식성이 까다로워 채소나 과일을 거의 먹지 않으면 본디 우리 몸에 필요한 영양소를 저장했다가 온몸의 세포에 영양을 전달하는 기능을 하는 간이 영양실조에 걸릴 수 있다.

어깨가 올라가지 않는 증상이 있을 때는 앞서 소개한 대로 손목에서부터 목, 허리목의 긴장을 풀어주자. 그러면 혈류가 좋아져 회전근개라고 불리는 어깨 부근의 심층 근육인 극상근(가시위근), 극하근

오십견에 좋은 치료법

---

1. 손목 ➔ 목 ➔ 허리목 순으로 풀어준다.

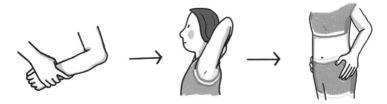

2. 과일주스를 마셔 간을 해독한다.

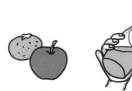

3. 매일같이 긍정적인 주문을 외운다.

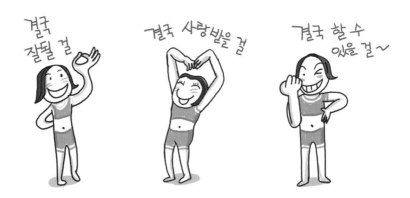

결국
잘될 걸

결국 사랑받을 걸

결국 할 수
있을 걸~

(가시아래근), 견갑하근(어깨밑근), 소원근(작은원근)이 이완되어 어깨의 가동역이 넓어진다.

하지만 이 방법은 임시방편에 지나지 않는다. 왜냐하면 **감정으로 인해 간이 단단한 상태에서는 여전히 근육이 내장 쪽으로 끌어당겨지기 때문이다.** 그래서 간을 부드럽게 풀어줄 필요가 있다. 우선 약품에 찌든 간을 해독하는 데는 과일로 만든 주스(184~185쪽 참조)를 마시는 것도 효과적이다. 수면유도제를 복용 중인 사람에게는 약을 멀리하는 방법에 관해 의사와 상의하라고도 제안하고 싶다.

내가 특별히 추천하고 싶은 방법은 **모든 사물을 긍정적으로 인식하도록 스스로 주문을 외우는 것이다.** 이 주문이란 "결국 ○○ㄹ 걸"이라는 말이다. "결국 잘 안 된다", "결국 나는 사랑받지 못한다", "결국 할 수 없다"라는 말처럼 '결국'이란 단어에는 보통 부정적 구절이 붙는다. 그런데 이를 과감하게 긍정적인 말로 바꾸는 것이다. "결국 잘될 걸", "결국 사랑받을 걸", "결국 할 수 있을 걸"이라고 긍정적인 주문을 외우면 분노의 감정을 떨쳐내는 효과를 얻을 수 있다.

이 주문을 한 달 정도 꾸준히 외우면 간이 조금씩 부드러워질 것이다. 그와 함께 어깨 관절도 원래의 위치로 되돌아가게 된다. 통증 없이 자연스럽게 팔이 올라가면 취미활동과 운동도 즐길 수 있고, 더불어 인간관계도 원활해지고 즐거움도 늘어갈 것이다.

오십견이라고 해서 병원에 가면 진통제를 처방받거나 안정을 취하라는 지시를 받는 것이 일반적이다. 그러나 해묵은 감정을 털어내서 장기의 긴장을 풀어주지 않으면 통증이 근본적으로 사라지지 않는다. 참고로 말하면, 식성이 매우 까다로운 이들은 사람에 대해 심하게 낯을 가리기 때문에 남의 말과 행동에 민감하게 반응하고 짜증을 잘 내고 자주 분노하기 쉽다. 이러한 행동만으로도 간에 적지 않은 부담을 준다.

3-8
인공관절을 넣어도
통증은
사라지지 않는다

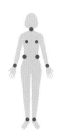

어깨가 올라가지 않거나 어깨를 움직이면 아픈 증상이 있을 때는 어깨 근육(회전근개의 근육 4가지)끼리 엉겨 붙어서 굳어버렸을 수도 있다. 자세히 말하면, 원래 근육끼리는 겹쳐져 있는데 이를 쓰지 않으면 근육 사이에 석회질이 쌓여서 마치 시멘트로 붙인 듯이 착 달라붙어 움직이지 않는다. 그렇게 된 근육을 무리하게 움직이려고 하면 약해져 있는 근막이나 힘줄이 끌어당겨져서 찢어지는 상처를 입기도 하고, 근육 자체가 손상되면서 어깨 관절을 다칠 수도 있다.

이와 같은 증상으로 병원에 가면 의사가 "오십견이네요"라고 진단한 뒤에 습찜질 또는 진통제를 처방하거나, 전기치료로 혈류를 좋게 하는 물리치료를 받도록 하는 것이 일반적이다. 너무 아파서 일상생활에 지장이 생길 정도가 되면 수술로 엉겨 붙은 근육들을 떨어지게 해서 인공관절을 끼워넣는 방법을 의사가 권한다.

그러나 척주관협착증과 마찬가지로, 5목의 긴장을 천천히 이완되게 하면 엉겨 붙었던 근육들이 풀어져 어깨의 기분 나쁜 증상이 개선될 여지가 정말로 많다. 그러나 사람들은 어떻게든 통증을 빨리 없애고 싶다며 의사가 추천하는 방법에 의존하기 십상이다.

사실 인공관절을 끼워 넣더라도 통증이 완전히 사라지지 않는다. 실제로 나는 인공관절을 끼운 사람이 온천에 들어가거나 해서 혈류가 좋아지자 다시 통증이 시작됐다는 이야기를 많이 들었다. 이런 일이 일어나는 이유는 온천욕으로 말미암아 근육의 긴장이 풀리고 혈류가 좋아지면서 신경이 다시 통했기 때문이다. 인공관절에는 뼈가 지닌 탄력성이 없다. 그런데 근육이 적당히 이완되어 부드러워지면 인공관절의 부착 부분을 끌어당기게 된다. 이때 신경이 그 상태를 감지해 통증이 나타나는 것이다. 그때까지 짓눌려 있던 신경이 정상적으로 작용하기 시작하니 이전에는 느끼지 않았던 통증을 느끼게 된 것이다.

호화 여객선의 스파에서 근무하던 시절, 카리브해와 같이 기후가 따뜻한 지역을 항해하는 기간에는 몸에 통증이 생겼다고 호소하는 사람들이 잇따라 스파실을 찾았다. 이들 대부분은 요추, 어깨 관절, 골반, 고관절, 무릎, 발목 등에 인공관절을 끼워 넣은 사람들이었다. 근육이 풀리고 혈류가 좋아져 신경이 제대로 작용하기에 통증을 느끼게 되었던 것이다.

오십견이 의심되면 먼저 5목을 부드럽게 풀자. 특히 손목, 젖꼭지목, 목을 꼼꼼하게 마사지하자. 근육이 부드러워지면 통증이 호전될 수 있다. 단, 시간이 걸리는 일이므로 조급하게 굴지 않아야 한다.

3-9
치아의 부정교합은
몸과 마음이
뻣뻣해서 생긴다

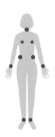

어느 70대 여성은 틀니의 맞물림이 맞지 않아 치과에서 몇 번이나 교정했는데도 계속 어긋나서 어려움을 겪고 있었다. 게다가 위장의 상태도 좋지 않아서 식욕이 살아나지 않는다고 했다.

치아의 맞물림이 맞지 않는 부정교합은 몸이 늘 긴장한 나머지 장이 단단해져서 생기는 경우가 많다. 실제로 지금의 70대와 80대는 "남보다 뭐든지 빨리 하지 않으면 뒤처진다. 내가 손해를 본다"라는 소리를 듣고 자란 사람들이 많다. 아마도 고도 경제성장의 시대를 살아왔기에 이를 악물고 온몸으로 버티면서 무슨 수를 써서라도 성공하고자 애쓰며 살아왔을 것이다.

그녀 역시 이를 악물며 살아왔다고 했다. 그녀는 남편이 갑자기 세상을 떠나자 남편이 경영하던 회사를 어쩔 수 없이 이어받아서 오로지 매출을 올리는 데만 신경을 썼다. 그러다 보니 자신이 진정 원하는 일이 무엇인지도 모르고 분노나 슬픔 같은 감정은 해소하지도 못한 채 몸속에 쌓이고 쌓였다. 이런 상태에서는 장이 단단해져 변비가 생기고, 근육이 점점 더 수축해 땡땡해지기도 한다. 그러면 복근(배 근육)과 대흉근 등도 전부 장 쪽으로 끌어당겨진다. 그와 동시에 귀 뒤에서부터 목구멍의 맨 안쪽까지 뻗어 있는 흉쇄유돌근이라는 근육까지 끌어당겨진다. 흉쇄유돌근은 치아를 꽉 물면 목의 양옆에 드러나는 근육이다. 그 부위를 만져보자. 만일 아프다면 얼굴과 목, 어깨의 근육이 긴장되었다는 증거다. 흉쇄유돌근이 아래로 끌어당겨지면 틀니를 아무리 잘 조정하더라도 다시 어긋나고 만다.

치아의 맞물림이 나빠지면 씹기가 귀찮아진다. 그러면 부드럽거나 목 넘김이 편한 음식을 찾게 되고 저절로 씹는 횟수도 줄어든다. 그 결과 혀가 음식물을 목구멍으로 밀어 넣는 삼키기 동작이 쇠퇴해

위의 소화 기능도 약해진다. 위에서 소화가 제대로 되지 않으면 위산이 점점 늘어나 장으로 흘러 들어가므로 장이 헐어서 문드러지는, 이른바 나쁜 일이 엎친 데 덮치는 일이 일어나고 만다.

70대 여성은 넓적다리 근육이 무척 딱딱하게 굳어 있었다. 단단해진 장이 모든 근육을 배 쪽으로 끌어당기고 있다는 생각이 들었다. 나는 무엇보다 먼저 몸 전체의 긴장을 완화할 목적으로 시술을 해나갔다. 그 결과 온몸이 이완되고 턱도 부드러워져서 쓸데없이 힘이 들어가지 않게 되었다. 그 상태에서 잘 아는 치과에 가서 조정을 받게 했다.

그러나 이 고객은 근육을 풀어주는 것만으로 증상을 호전되게 할 수 없었다. **그 이유는 장을 단단하게 만든 근본 원인이 '실패하면 안 된다. 성공해야 한다'는 긴장감에 있었기 때문이다.** 이러한 생각을 바꾸고 몸과 마음을 유연하게 만들지 않으면 다시 장이 단단해져서 같은 현상이 되풀이되고 말 것이 뻔했다. 그래서 그녀에게 더 편하게 살고, 지금부터는 좋은 것만 하고, 먹고 싶은 음식을 먹고, 가고 싶은 데 가고, 만나고 싶은 사람이 있으면 만나도록 조언했다.

다행히도 그녀는 나의 조언을 받아들여 실천하고 있다. 그래서인지 요즘은 틀니의 맞물림이 어긋나지 않아서 식욕도 나고 몸 상태도 좋다고 한다.

3-10
긴장이 풀리면
과민대장증후군도
낫는다

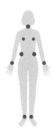

설사나 변비가 만성적으로 나타내는 증상
이 과민대장증후군이다. 프레젠테이션 전이나 시험 전과 같이 중요
한 일을 앞두고 너무 긴장한 나머지 배가 아팠던 사람도 많을 것이
다. **과민대장증후군에 걸리는 이유는 그 이름대로 '감각이나 감정이 지나
치게 예민하기' 때문이다. 이런 사람은 남의 시선을 의식하고 주위의 반응에
휘둘리는 성향이 있다.** 그리고 무언가 문제가 생겼을 때 자신이 추구하
는 이상에 맞게 해결하려고 들어서 어떻게 하면 깔끔하게 처리할 수

있을까만을 골똘히 궁리한다. 다시 말해, 생각이 지나치게 많다.

게다가 주변의 평가에 신경을 쓰기 때문에 떠오르는 생각에는 불안과 걱정이 섞이기 마련이다. 따라서 '잘 안 되면 어떡하지'라는 불필요한 생각이 사고를 지배해버린다. 그렇지만 정작 본인은 그런 점을 깨닫지 못하기 때문에 '나는 열심히 하는데 왜 잘 안 될까' 하고 고민하게 된다.

사람이란 참으로 신비한 존재라서 불안한 구석이 어디에도 없는데 멋대로 불안을 만들어내는 습성이 있다. 그리고 그렇게 만든 불안에서 벗어나려고 자신의 몸에 불편을 일으키는 사람도 무척 많다.

어떤 40대 후반 남성은 출근 시간에 지하철만 타면 화장실에 가고 싶어지는 과민대장증후군에 시달리고 있었다. 그의 마음속에는 '일하다가 실수하면 어떡하지?', '협상이 잘 안 되면 어떻게 하지?', '부하가 싫어하면 어떡해?' 하는 불안감이 꽉 차 있었다. 그의 몸을 만져보니 5목 전체가 이미 딱딱해져 있었다. 목이 굳어 있다는 것은 내장이 단단해졌다는 증거다. 나는 시술을 통해 그의 몸을 이완시키고 5목의 긴장도 풀어주었다. 그러자 "몸이 아주 가벼워졌습니다. 내가 얼마나 긴장하며 살았는지를 이제야 알 것 같습니다"라며 신기해했다.

늘 긴장하며 사는 사람은 그 상태에서 벗어난 감각을 한 번이라도 느껴야 자신이 그동안 얼마나 긴장하며 살아왔는지를 깨닫는다. 그래서 나는 불안에 사로잡히지 않을 방법으로 자신이 하고 싶은 일을 우선으로 하고 몸에 무리가 가지 않는 생활방식을 제안했다. 그가 행동으로 옮긴 일은 무엇보다 식사를 할 때 꼭꼭 씹으면서 천천히 먹는 것이었다. 아울러 영양을 고려한 식사도 실천했다.

운동은 원래 좋아하는 편이었는데, 운동이 끝난 뒤 몸 관리를 받기도 하고 땀을 흘렸을 때 수분 섭취를 제대로 했다고 한다. 그러자 내장에 수분이 알맞게 공급되어 신진대사가 좋아지고 동시에 혈액순환이 원활해진 덕분에 장의 긴장도 풀려서 출근 시간에 화장실로 뛰어드는 일이 없어져버렸다.

그로부터 2년 동안 그는 단 한 번도 과민대장증후군을 겪지 않았다고 한다. 요즘은 몸의 균형이 깨지지 않았는지를 점검하려고 정기적으로 나를 찾아오는데, 매우 좋은 상태를 유지하고 있다.

불안에서 벗어나는 일은 결과적으로 통증이나 불쾌 증상으로부터 자신을 자유로워지게 한다.

3-11
분노가 쌓이면
자궁에
병이 생긴다

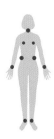

초기 자궁경부암에 걸린 여성이 남편과 함께 물어물어 나를 찾아왔다. 그녀는 둘째 아이를 임신하고 있었는데, 임신 후에 자궁경부암이 발병했다는 사실을 알았다고 한다. 암으로 진단되면 원래는 화학요법 등을 받게 되는데, 임신 중이라서 의사가 먼저 암의 진행 상태를 관찰하자는 진단을 내린 모양이었다.

여성의 감정이 쌓이는 곳은 자궁이라고 알려져 있다. 자궁에 문제가 생기는 현상 대부분은 분노, 슬픔 등의 부정적 감정을 겉으로 나타내지 못하고 자신 안에 가두어둔 결과다. 이는 "여자는 상대방의 비위를 잘 맞추고 배려를 해야 한다", "여자는 조용히 남편을 내조하는 것이 미덕이다"와 같은 세상의 잘못된 고정관념을 자기 생각과 상관없이 마음속에 심어버린 점이 원인이다.

그래서 그녀에게 살면서 불평불만이 없었는지를 물어보니 "엄격한 부모 밑에서 자라면서 제멋대로 말하거나 반발하면 호된 꾸지람을 들었다"는 불평 섞인 대답이 돌아왔다. 자신의 감정을 억누르며 살아온 것도 모자라 부모의 이상에 맞춰 진학도 직장도 택했다고 했다. 20대가 되어 남들처럼 결혼하고 아이도 낳았지만, 정작 자신이 무엇을 하고 싶어 하는지를 모른다고 했다. 그런 상태에서 첫째 아이를 낳아 육아에 전념하다가 지쳤을 때 드러난 것이 자궁경부암이었다.

자궁에 병이 생겼을 때는 이미 내장이 오그라들고 차가워져 있으므로 **무엇보다 반사요법(reflexology)과 같은 발 마사지로 온몸을 이완되게 하는 것이 중요하다.** 몸 전체의 긴장이 풀리면 면역력이 높아지고 자궁도 부드러워진다.

발목과 복숭아뼈 주위에는 부인과 계통의 반사구가 있다. 그곳을 감싸듯이 손바닥으로 덮으면 손의 따뜻한 기운이 느껴지면서 안도

하는 마음이 생겨난다. 그 감각이 뇌에 전달되면 안도감이 얼마나 편안한 느낌인가를 깊게 깨달을 수 있게 된다. 안도감에는 긴장된 마음을 풀어주는 효과가 있다. 그래서 이 감각이 생기면 뇌가 안정되어 가슴이 트이기 때문에 면역을 관할하는 흉선(가슴샘)이 활성화되면서 면역력이 높아지는 것이다.

이 고객의 경우 자궁경부암 진단을 받았으므로 복부에 직접 부담을 주지 말아야 했다. 그래서 "믿을 만한 사람의 손을 빌려서 발목을 부드럽게 감싸면 안도감을 느낄 수 있습니다"라고 가르쳐줬다. 골반 주변의 근육이 풀리면 배의 긴장이 완화되어 자궁 속으로 혈액이 잘 흘러 들어가므로 태아도 기분이 좋아질 것이다. 배가 이완되면 자궁 내의 혈액순환이 좋아져서 불필요한 물질 등이 배출되므로 양수도 깨끗해진다.

이 여성처럼 자궁경부암이라는 큰 병을 앓는 사람은 물론이고 **생리불순, 생리통, 자궁내막증 등 부인과 계통의 병이 있는 이들도 무엇보다 발목을 중심으로 5목의 긴장을 풀어주는 것이 중요하다. 그 목적은 뇌의 긴장을 풀어주는 데 있다.** 뇌가 이완되면 신경도 부드럽게 풀어지기에 자율신경의 작용이 좋아지고 내장의 긴장이 풀린다. 내장이 부드러워지면 식욕이 되살아나서 즐거워지고, 즐거움으로 면역력이 높아지고, 자궁이 안정되어 생리도 순조로워진다.

　최근 그녀에게서 연락이 왔는데, 무사히 둘째 아이를 출산했다고 한다. 궁금했던 자궁경부암에 관해서는 남편과 상담한 결과, 담당 의사의 의견을 들으면서 진행 상태를 지켜보기로 했다고 한다.

3-12
두려움은
신장을 단단하게
만든다

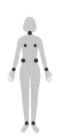

시술받으러 오는 고객에게 많이 보이는 증상 가운데 하나는 '뒤로 젖혀진 허리'다. 뒤로 젖혀진 허리란 요추가 뒤로 굽어서 몸이 약간 뒤로 기울어진 상태다. 이 상태에서는 허리가 뒤로 크게 젖혀지지 않도록 발뒤꿈치가 떠받치고 있기 때문에 무게중심이 발뒤꿈치에 있다. 또한 허리가 뒤로 더 기울면 넘어질 수 있으니 머리를 앞으로 굽혀 무게중심을 옮기려고 한다. 그 결과 일자목(straight neck)과 새우등의 증상이 발생한다.

그러면 '뒤로 젖혀진 허리'는 왜 생길까? 그것은 바로 신장에 부담이 생겼기 때문이다.

호주에 머물 때 어느 60대 여성을 시술한 적이 있다. 이 고객도 허리가 뒤로 젖혀져 있었으며, 신장에 부담이 생겨 있었다. 그녀의 남편은 간호가 필요한 상황이어서 목욕과 배설 등의 활동을 제 힘으로 하기는 어렵고, 누군가의 도움을 받지 않으면 일어서거나 걷는 것도 할 수 없는 형편이었다.

그녀는 남편의 얼굴을 보면 혐오감이 느껴진다고 했다. 그러면서도 매일같이 간호를 했다. 간호 중에 가벼운 뇌경색으로 쓰러져서 입원한 적도 있었다. 입원한 기간에는 남편을 돌보지 않아서 너무나 행복했다고 말했다. 그러나 퇴원 후에는 얼굴도 마주하기 싫은 남편을 매일 봐야 하기에 자기도 모르게 두려움을 느꼈을 것이다. 그녀 자신은 그런 상태를 알아차리지는 못했지만 몸은 아주 정직하다. **그녀의 몸을 만져보니 두려움을 관장하는 신장이 아주 딱딱하게 굳어 있었다.**

신장이 오그라들면 그 위치가 가슴의 반대쪽, 즉 등 쪽이어서 허리가 뒤로 기울어진다. 몸을 앞쪽으로 굽히면 신장이 펴져서 불편을 느끼니 편안해지고자 오그라들려고 하므로 허리가 뒤로 젖혀지고 마는 것이다. 다시 말해, 신장이 수축했기에 허리를 뒤로 기울이도록 자세를 취하는 편이 오히려 균형을 이뤄서 편안했던 것이다.

그녀는 허리가 뒤로 젖혀졌을 뿐만 아니라 무릎과 고관절에도 통증이 있었다. 남편을 간호하기는 싫지만 해야 하고, 두려움으로 발은 움츠리고 있는데 마음은 앞으로 나아가야 하니까 무릎을 굽히지 않고 악으로 버티면서 고관절의 힘으로 걷고 있었다. 그 때문에 무릎과 고관절에도 부담이 생겼다.

이처럼 하기 싫은 일을 해야 돼서 마지못해 응하면 우리 몸은 통증으로 감정을 솔직하게 드러낸다. 이 고객에게는 남편 때문에 생긴 불만을 토로하게 하고, 지금까지 마음속에 쌓아둔 감정이 통증으로 나타났다는 얘기를 들려주고 시술을 끝냈다. 그러자 그다음 날 "묵은 감정을 죄다 털어낸 덕분인지 오늘은 무릎이 굽혀지네요!"라며 활기찬 목소리로 연락을 해왔다. 자신을 짓눌렀던 두려움을 털어내자 주변 상황이 긍정적으로 받아들여진다고 했다. 그리고 용기가 생겼다고도 했다. 그녀에게는 성인이 된 자식이 두 명 있는데, 이전부터 그들에게 남편의 간호를 부탁하고 싶었지만 부담을 주는 것이 싫어서 그때까지 혼자 해왔던 것 같다. 그런데 이번에는 자식들에게 남편 간호를 부탁하려는 결심이 섰다고도 알려줬다. 왜냐하면 자신이 남편 간호를 계속하다가는 위중한 뇌경색에 걸릴 수 있어서였다.

3-13
감정을 표현하면
장의 긴장이
풀린다

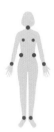

호화 여객선에서 40대의 이탈리아인 남성을 시술한 적이 있다. 그는 키가 2m나 되고 몸무게도 100kg 이상이었으며, 온몸의 근육이 갑옷을 입은 듯 탄탄했다. 그런데 그의 등과 허리 주위를 시술하던 중에 척추에서 왼쪽으로 뻗은 근육이 예사롭지 않게 딱딱하다는 느낌을 받았다.

내장을 비롯해 가슴과 배 부근에 뭔가 좋지 않은 것이 있지 않을까 하고 생각한 나는 대화를 통해 그의 일상생활을 알아보려고 했다. 그런데 등을 돌려 천장을 보고 눕자마자 상황이 분명해졌다. 만화나 애니메이션에서 본 적이 있는 동그란 흉터가 가슴에 한 개, 배에 두 개가 있었다. 조심조심 그 흉터에 관해 물어보니 그가 이전에 일했던 직장 이야기를 해줬다.

그는 당시에 회사원이었지만 그전에는 경찰관이었다고 했다. 그 흉터는 경찰관 시절 길거리를 순찰하다가 큰 사건을 만나 생겼다고 했다. 생명이 위태로울 정도로 상처가 컸던 데다 재활 과정도 매우 처절했다고 한다. 상처 때문에 등의 근육이 굳었으며 여객선에서 시술받기 바로 전까지도 긴장이 풀리지 않았을 것이다. 사무실에서 일하다가도 불쑥 스트레스를 느끼면 근육이 갑자기 딱딱해져서 어찌할 도리가 없다고 했다.

이처럼 충격적인 얘기를 그는 차분하게 말했다. 회사에서 업무를 하다 생긴 일이라서 그런지 증오나 분노의 감정이 보이지 않았으며, 더구나 자신에게 치명적인 상처를 입힌 상대방에게조차도 화를 내지 않았다. 분노하는 감정이 없는데 왜 근육이 딱딱해진 걸까 하는 의심이 생겨서 나는 "이제 아무런 감정도 없습니까?" 하고 물었다. 그러자 "전혀 없어요"라고 답했다. 그러면서 그가 미소를 짓는 것을 보고 문득 생각이 나서 이렇게 다시 물었다.

"혹시 모든 것이 감사하다고 생각하고 있지는 않습니까?"

이 질문이 그의 심금을 울렸나 보다. 그가 생긋 웃으며 "그렇게 생각해요"라고 대답했다. 그는 큰 사건에서 목숨을 건진 일, 가족이 곁을 지켜준 상황, 큰 흉터가 남았지만 특별한 장애나 마비가 남지 않은 일, 호화 여객선을 타고 여행을 즐기는 생활이 얼마나 감사하고 행복한지를 이야기했다.

그때 나는 그의 배에 손을 대고 시술을 하고 있었다. 장의 단단함으로 여겨지는 긴장감이 느껴졌다. 이 부위에 감정이 고여 있으리라고 추측하고 시험 삼아서 그에게 감사하다는 인사말을 할 수 있을 만큼 많이 말하게 하면서 배의 긴장을 풀려고 손을 움직였다. 그러자 그의 위와 장이 꾸르륵꾸르륵 소리를 내면서 부드럽게 움직였다. 배의 긴장이 풀리자 시술 침대에 누운 상태에서 조금 떠 있던 허리와 무릎이 바닥에 착 붙고, 골반 앞부분의 모양이 두드러졌다.

그는 근육 훈련을 하루도 안 빼먹는다고 했으므로 몸 상태의 변화에도 예민했을 것이다. 그래서 그런지 배의 긴장이 이완됨에 따라 위와 장이 꾸르륵거리고 자세가 쭉 펴지는 것을 느끼고는 "우아! 우아!" 하고 소리를 질렀다. 시술이 끝나서 일어서게 하자 자세가 놀라울 정도로 바르게 되었다. 서 있는 상태가 편하다고 했고, 등에서 허리에 걸쳐 있던, 근육이 땅기는 듯한 불편도 사라졌다며 감탄했다.

감정을 표현하라고 하면 분노, 슬픔, 괴로움만 있는 줄 아는데 고마움을 표출하는 것도 감정 표현이다.

"I love you(당신을 사랑해)."

"Thank you my live(고마워, 내 인생)."

"Thank you my work(고마워, 내 직업)."

"Love everything(모든 것을 사랑해)."

그에게 이런 말을 몽땅 쏟아내게 함으로써 그의 내면에 갇혀 있던 '생명을 고맙게 여기는 마음'이 터져나왔고, 그 영향으로 몸 자체에 정기가 되살아난 느낌을 받았다.

그에게 자연스러운 미소가 떠오른 것을 누구보다도 기뻐한 사람은 그의 부인과 어린 딸이었다. 다음 날 우연히 가족끼리 스파 앞을 지나갔는데 "아빠 표정이 부드러워졌어요"라며 기뻐하는 딸의 모습이 무척 인상적이었다. 그의 권유를 받아서 부인도 그 자리에서 시술 예약을 했다.

3-14
제왕절개 수술의 트라우마로 냉증과 통증이 생긴다

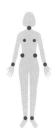

　　　　　　　　　　　요즘 젊은 엄마들에게는 제왕절개 수술의
후유증에서 오는 응어리나 냉증이 흔히 나타난다.

　제왕절개 수술을 받는 사람은 질병 치료차 수술을 받는 이들과 심
리 상태가 조금 다르다. 말하자면, 자기 몸을 희생하더라도 자식만
은 구하고 싶다는 모성애가 강하다. 그리고 나쁜 경우에는 자신의 목
숨은 포기해야 할지도 모른다는 슬픈 감정도 수술칼 자국에 트라우
마로 기억된다.

그 상태에서 마음을 봉합해버리면 자기 몸을 희생했다는 감정이 발생해 수술 상처가 아무는 데에도 당연히 시간이 더 걸린다. 그리고 마음을 봉합한 부위에는 긴장감이 계속 남아 있으므로 혈액순환이 나빠져서 자궁이 단단해진다. 딱딱해진 자궁은 주변의 근육과 뼈를 끌어당기며, 그 영향으로 몸에 통증이나 냉증이 생긴다.

알게 모르게 몸속에 기억된 트라우마는 건강만 해칠 뿐이다. 그 당시의 상태를 되돌아보고, 마음속에서 자신을 억압하는 부정적인 감정을 훌훌 털어버리자. 괴로워도 참아야만 했던 기분, 무서워도 누구에게도 기대지 않고 혼자 견뎌낸 기분을 돌이켜 생각해 그때의 감정을 긍정적으로 받아들이자.

그리고 누구에게도 말하지 못하고 혼자서 열심히 살아온 자기 자신을 칭찬하자. 그 당시 제왕절개 수술을 받은 것은 최고의 선택이었다고 생각하자. 그래서 무사히 출산을 마쳐서 아이가 태어날 수 있었던 행복을 느껴보자. 그러면 몸의 불편이 호전된다.

3-15
감정을 받아들이는
방식을 바꾸면
통증도 불쾌 증상도 사라진다

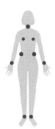

나는 언제나 고객의 증상이나 감정을 미리 비슷하게라도 느껴보려고 노력한다. 눈으로만 봐도 고객의 상태를 알아챌 수 있지만, 그 원인을 생각하면서 고객의 몸 상태나 감정을 마치 내가 겪듯이 느껴보는 것이다. 그리고 시술을 할 때는 몸을 만지며 유사 체험에서 느꼈던 점을 확인한다.

어떻게 해서 이런 유사 체험이 가능할까? 이는 아마도 고객이 괴로워하는 증상, 그리고 마음속에 쌓인 감정의 대부분을 나 자신이 실제로 경험했기 때문일 것이다.

　나는 어린 시절부터 낯을 가려서 그다지 남과 가까이 지내지 못하고 살아왔다. 아버지가 출세하고 성공한 덕분에 경제적으로는 어려움이 없었고, 학업성적은 나빴어도 공부를 강요받지는 않았을 정도로 자유롭게 생활했지만 어른에게 인사하거나 남을 대하는 몸가짐 등 예절 교육은 매우 엄격하게 받고 자랐다.

　아버지는 평소에 다정하고 성품이 좋았지만 화가 머리끝까지 나면 다른 사람이 되어서 온갖 욕설을 퍼부어버렸다. 어머니는 그런 아버지의 모습에 자식이 영향을 받을까봐 전전긍긍하면서 아버지의 심기를 건드리지 않으려고 애를 쓰며 사셨다. 그러나 완벽주의 성향이 있었던 어머니는 시작한 일이 기대대로 이루어지지 않으면 바로 언짢아했다. 심지어 자신의 문제를 자식 탓으로 돌리고, 자기에게 불리한 얘기는 "내가 착각한 것"이라며 "잊어버려라"고 쉽게 말했다. 이처럼 나는 아버지의 불같은 성격에 더해 어머니의 모순적인 말과 행동까지 감당하느라 힘든 어린 시절을 보냈다.

　이러한 부모 밑에서 유소년기를 지낸 나는 "어차피 내 말은 들어주지 않으니까 시키는 대로 하자"라고 체념하며 살았다. 하지만 마음 한구석에서는 '아버지 때문에 내 감정을 억누르고 어머니와 아버지가 하라는 대로 살아왔다'는 생각이 여전히 남아 있었다. 이는 대학생이 될 때까지 계속됐다.

게다가 나는 어려서부터 병약했다. 위와 장이 약해 잘 먹지 못하고 잘 마시지도 못해서 체구가 작고 말랐었다. 위장염(위·창자 염증)을 일으켜서 쓰러졌던 적도 있었다. 중학교 1학년 때는 교원병(아교질병)의 한 종류로서 '나비발진(butterfly rash)'이라고 불리는, 날개 편 나비 모양의 빨간 종기가 뺨에 생기는 원인 불명의 피부염에 걸렸다. 이 병은 면역세포들이 거꾸로 우리 몸을 공격하는 난치병이며, 발병 후 1~2년 안에 사망할 수도 있다. 다행히 나비발진이 호전되었지만 큰 부상이나 질병이 끊이지 않았고, 호주에서는 업무 스트레스로 위궤양과 심근경색에 걸리기도 했다.

그래서 나는 한 사람의 성격이나 인격 형성에 부모가 얼마나 큰 영향을 미치는지를 잘 알고 있었으며, 자주 병에 걸리거나 상처를 입는 이유, 몸과 마음의 관계, 나의 문제의식의 발상지 등에 대해 많은 생각을 해왔다. 그래서인지 어느덧 나는 사람의 몸을 보고 마음의 소리를 듣는, 지금의 직업에 이끌리기 시작했던 것 같다.

이제는 몸에 나타나는 불편하고 불쾌한 증상과 통증은 물론이고 병도 자기 자신의 감정을 받아들이는 방식 때문에 생긴다고 이해하고 있다. 그리고 고객들을 만날 때마다 개개인에게 이런 이치를 알려주는 일을 사명으로 생각하고 즐겁게 일을 하고 있다. 힘들었던 나의 과거가 많은 고객에게 도움이 된다고 생각하면 "그동안 겪은 일들이 내가 지금 하는 일에 필요한 경험이었나 보다" 하고 무릎을 치게 된다.

PART 4

장이
저절로
편안해지는
건강 습관

4-1
아드레날린의
지배에서
벗어나자

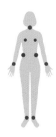

현대인이 통증과 불편하고 불쾌한 증상을
겪는 원인 가운데 하나는 항상 긴장하며 살아야 하는 사회적 분위기
에 있다. 직장에서는 시간에 쫓기고 가정에서는 자식이나 배우자의
계획표에 맞춰 움직인다. 사무실에서 끝내지 못한 업무를 집에 가져
와서 밤늦게까지 처리해야 하는 경우도 생긴다. 이처럼 매일매일이
빠듯하니 우리는 이완될 수가 없다. 긴장이 풀려 있으면 어떤 일이
일어났을 때 대응하기 어렵기 때문에 우리 몸은 본능적으로 호흡과

심장박동의 수를 늘려서 어떤 일에든 즉각 대처할 수 있는 상태로 준비하고 있는 것이다.

이럴 때는 근육이 수축하므로 혈액순환이 원활하지 않다. 그리고 몸속에서는 아드레날린이라는 스트레스 호르몬이 방출된다. **아드레날린이란 우리 몸이 흥분하거나 긴장했을 때 부신피질에서 분비되는 신경전달물질이다. 이 물질은 교감신경을 자극해 의욕을 단숨에 집중시킬 수는 있지만 항상 아드레날린이 분비되는 상태에서는 부교감신경이 작용할 수 없으므로 근육이 뻣뻣해져 있다. 그렇다 보니 어깨와 고개가 계속 뻐근하다.**

아드레날린은 '분노 호르몬'이라고도 불리는데 대단한 독성을 지녔다. **독사의 독성보다 3~4배나 더 독하다고 한다.** 이런 물질이 우리 몸속에 늘 돌고 있다니, 몸이 느끼는 부담이 얼마나 클지 짐작이 될 것이다.

또 같은 자세로 책상에 오래 앉아 있으면 허리가 굳어지므로 혈액순환이 더 나빠진다. 그러다가 개인용 컴퓨터 앞에 앉아서 상반신만 움직이기라도 하면 근육을 움직일 때마다 발생하는 젖산이라는 물질을 전부 배출하지 못해서 근육 속에 노폐물이 쌓이게 된다.

이같이 항상 교감신경이 흥분해 있는 상황에서 몸의 어느 일부를 부자연스럽게 혹사하는 행위는 불편하고 기분 나쁜 증상이 생기게 하는 큰 원인이라 하겠다.

4-2
거북이걸음으로
자율신경을
안정시키자

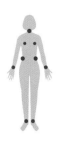

　시간에 쫓기는 사람에게 가장 좋은 처방전은 '아무것도 생각하지 말고, 잔디밭에라도 벌러덩 드러누워 멍하게 하늘을 바라보는 시간을 의도적으로 만드는 것'이다. 그러나 알다시피 우리에게는 '풀밭에 벌러덩 드러누울 수 있는 시간'이 별로 없다. 이럴 때는 '거북이처럼 아주 느리게 걷기'가 안성맞춤이다.

　거북이처럼 아주 느리게 걷기란 평소 걷는 속도를 20% 정도 의식적으로 줄여서 아주 천천히 걷는 것이다. 예를 들어, 평소에 10분 걷는 거리라면 12분 걸리게 걷는다. 이 정도만으로도 마음에 여유가 상당히 생겨난다. 만약 시간이 있다면 더욱더 속도를 늦춰본다. 될 수 있으면 평소보다 3배 정도 느리게 걷도록 권한다.

내가 운영하는 치료소부터 가장 가까운 전철역까지는 걸어서 10분보다 조금 더 걸리지만 고객에게는 시술 후에 "역까지 가는 데 20~30분 걸리도록 느리게 걸어서 돌아가세요"라고 말한다. 치료소에 올 때는 예약 시간을 지키려고 급하게 걸었겠지만, 귀가 시에는 급한 일이 없다면 시간도 비교적 여유롭고 시술 후 근육도 풀렸으므로 천천히 걸어가라고 권하는 것이다. **그렇게 하면 호흡이 저절로 깊어지고 길어지므로 자율신경이 안정된다.**

그리고 시간적 여유가 있을 때 꼭 해보기를 바라는 걸음이 자택 현관에서 10m 떨어진 거리를 2분 걸리게 걷는 것이다. 10m 거리를 2분 동안 걸으면 이는 벌써 슬로모션(slow motion) 세계에 들어선 것이다. 발을 멈추지 않으면서 이 속도로 걸으면 몸이 흔들리지 않도록 힘을 쓰므로 몸도 단련되고 초조해하는 기분이 억제되어 정신력도 강해진다.

다만, 퇴근 후나 귀가 도중에 정장 차림으로 이런 동작을 하면 남이 이상한 눈으로 볼지도 모르니 잠시 운동하고 돌아올 때나 캐주얼 웨어를 입고 있을 때 하는 편이 좋겠다.

4-3
숨 멈추기 호흡법으로
혈관과 근육을
이완시키자

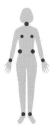

보통 우리는 무심코 숨을 들이쉬고 내쉰다. 그런데 조금 다르게 호흡하면 온몸의 근육을 이완시킬 수 있다. 그 방법은 아주 간단하다.

① 입으로 7초간 숨을 내쉰다.

② 코로 3초간 숨을 들이쉬고 2초간 배에 힘을 넣으면서 숨을 멈추었다가 내쉰다.

근육을 이완시키는 호흡법

1

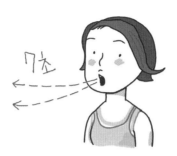

입으로 7초간 숨을 내쉰다.

2

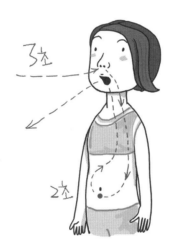

코로 3초간 숨을 들이쉬고 2초간 배에 힘을 넣으면서
숨을 멈췄다가 내쉰다.

이렇게 몇 차례 되풀이하면 그만이다.

여러분도 나와 함께 이 호흡을 해보자. 근육에 기분 좋은 정도의 긴장감이 생긴 것 같지 않은가?

먼저 몸속에 있는 공기를 전부 내뿜은 뒤에 3초간 공기를 들이마시면 온몸에 혈액이 돌기 시작한다. 그 뒤에 **숨을 멈추는 것으로 혈압을 변화시킬 수 있다. 알다시피, 호흡을 중지한다는 말은 산소도 흡입하지 않고 이산화탄소도 배출하지 않는 것으로 우리 몸에 뚜껑을 만들어서 닫는다는 의미이다.**

몸의 뚜껑을 닫아버리면 혈관에 압력이 가해진다. 압박받은 혈관은 순식간에 팽창하지만 곧바로 숨을 내쉬면 수축한다. 이때 근육도 혈관과 함께 팽창하고 수축한다. 이는 근육 속에 혈관이 있어서다. 팽창과 수축이 반복됨으로써 근육이 한꺼번에 이완되어 신진대사가 원활해진다. 대사 작용이 활발해지면 당연히 자율신경도 균형을 이루게 된다.

또한 혈관에 가해진 압력이 사라지면 혈류가 빨라지므로 혈관벽에 덕지덕지 달라붙어 있는 노폐물도 떠내려간다. 요컨대, 혈액 내 독소가 제거되는 일거양득의 호흡법이라고 할 수 있다.

다만, 이 호흡법으로 효과를 거두려면 미리 혈관을 촉촉하면서 탄

력이 있게 만들어놓아야 한다. 왜냐하면 노화로 너덜너덜해진 혈관
은 팽창과 수축에 남아나지 못하기 때문이다. 평소 미네랄과 수분을
충분히 섭취하면 혈관 건강에 도움을 받을 수 있다.

4-4
미네랄을
충분히 섭취하면
혈류가 촉진된다

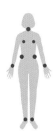

냉증의 원인은 장의 단단함이라고 지적한 바가 있으나, 장을 부드럽게 하는 데는 5목의 긴장 완화 외에 다음의 3가지도 필요하다.

- 미네랄을 먹는다.
- 수분을 섭취한다.
- 운동한다.

미네랄이라고 하면 칼슘, 철, 나트륨, 칼륨, 마그네슘 등이 잘 알려져 있는데, 이 광물질들은 몸속에서 만들어지지 않으므로 음식을 통해 섭취해야 한다. 미네랄 섭취가 왜 중요한가 하면, 이 물질들이 뼈를 만들거나 근육을 복원하는 등 우리 몸 상태를 조절하는 데 필수적인 성분이기 때문이다.

앞서 언급했듯이, **장을 부드럽게 하려면 주변 근육의 긴장을 풀어주어 유연하게 만들 필요가 있다. 이때 미네랄을 제대로 섭취하면 질이 좋은 근육이 만들어질 뿐만 아니라 근육이 열을 내게 해 내장이 차가워지는 증상도 막을 수 있다.**

나는 호화 여객선의 치료사로 근무할 당시 한가할 때는 배 안에서 근력 훈련을 했다. 그때는 지금보다 근육량이 10kg 정도 많았던 것 같다. 날마다 비프스테이크를 400~500g 정도 먹었고, 물을 1.5~2ℓ 마셨으며, 근력 훈련을 60~90분간 하는 생활을 했었다. 배에서는 수시로 다양한 검사를 했다. 주로 소변 검사를 했는데 체온을 잴 때도 있었다. 체온을 재보면 나는 언제나 섭씨 38도였다.

처음에는 병이 들었는가 하고 의심했다. 그런데 그렇지 않았다. 근력 훈련의 영향으로 근육이 열을 내서 체온이 올랐던 것이다. 더위도 쉽게 느껴서 밤에 자다가도 몸이 뜨거워서 잠을 깰 정도였다. 그래서 밤중에 찬물로 샤워한 뒤에 다시 잠들 때가 많았다. 체온이 높으면 우리 몸의 자연치유력도 높아져 질병에도 걸리지 않는다.

여객선에서는 노로바이러스 감염증(norovirus infection)이나 유행성 독감이 발생하면 눈 깜빡할 사이에 승객과 승무원들에게 옮아버린다. 그러면 배는 입항할 수 없기에 승객과 승무원들이 병에 걸린 비율이 일정 수준으로 떨어질 때까지 항구 주변을 떠돌게 된다. 내가 탔던 여객선에서도 그런 일이 있었는데, 그때마다 배 안에 있는 사람들의 90%가 감염되더라도 나만은 감염되지 않았다.

평상시 체온이 그 정도로 높아진 데는 운동 외에 또 다른 이유도 있었다. 그것은 바로 식사였다. 여객선 생활이므로 1일 3식 전부가 외식이었다. 염분이 많은 식사다. 그러나 이 염분 섭취가 좋은 결과를 낳았다. 근력 훈련 시에 근육을 움직이면 근육이 손상되고 이어서 복원이 이루어진다. 근육은 복원할 때 단백질을 받아들여서 열을 내는데, **이때 전원의 구실을 하는 것이 미네랄인 소금이다. 다시 말해, 미네랄이 근육의 발열을 일으켜서 신진대사를 활발하게 하고 혈류를 촉진한다.**

염분을 넉넉하게 먹어온 나는 몸속에 미네랄이 풍부해진 덕분에 손상된 근육이 잘 복원되어서 근력 훈련으로 근육을 효율적으로 단련할 수 있었다. 근육이 따끈따끈하면서 탄력적인 상태에서 내장을 감싸고 있어서 내장도 차가워지지 않고 본디의 기능을 발휘했다.

배에서 근력 훈련을 하고 있었을 때 유명 인사들도 자주 만났다. 그들도 역시 아침저녁으로 근력 훈련을 해 온몸의 혈류를 촉진하고 있었다. 잡지에서 본 내용인데, 이탈리아 패션 업계의 제왕으로 불리는 조지오 아르마니는 80세인데도 매일 아침저녁으로 근력 훈련을 한다고 한다. 실제로 보기에는 나이보다 훨씬 젊은 것 같았다.

물론, 근력 훈련을 고되게 할 필요는 없다. 하지만 온종일 앉아서만 생활한다면 걷기 운동이라도 시작해보는 것이 어떨까? 몸을 움직이는 습관을 들이고 수분과 미네랄을 충분히 섭취하면 몸과 마음의 불편하고 불쾌한 증상들이 사라진다.

4-5
미네랄은
천일염으로
섭취한다

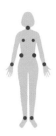

미네랄은 소금에서 섭취할 수 있지만, 소금 중에서도 인공적으로 불순물을 제거한 소금은 소용이 없다. **바닷물을 햇볕에 말려서 만든 천일염을 섭취해야 한다.** 슈퍼마켓 같은 데서 파는 정제·가공된 소금은 대부분 염화나트륨이라는 금속화합물이다. 따라서 영양분이 없고, 열도 발생시키지 않으며, 그저 몸을 차가워지게 하는 구실만 하므로 오히려 통증과 증상을 생기게 한다.

그러나 원래의 소금, 즉 바닷물로 만든 천일염에는 나트륨, 칼륨,

칼슘, 마그네슘과 같은 우리 몸에 필요한 미네랄이 풍부하게 함유되어 있다. 그러므로 이를 섭취하면 내장도 튼튼해지고 근육도 잘 만들어진다. 최근에는 아토피피부염 환자에게 천일염을 많이 섭취하게 해 완치했다는 사례나, 환자 몸과 똑같은 염분 농도로 만든 액체를 아토피피부염 환부에 발랐더니 피부가 재생되었다는 사례도 보고된 적이 있다.

소금을 너무 많이 섭취하면 고혈압에 걸린다고 우려하는 이들이 많은데, 그것은 정제·가공된 것을 먹을 때의 이야기다. 흔히 고혈압으로 진단받으면 소금 섭취를 줄이려고 하는데, 소금 섭취를 줄일수록 미네랄이 더 모자라게 되므로 오히려 병이 생긴다. 고혈압일 때는 천일염을 넉넉히 섭취해야 혈압이 정상 수치로 돌아간다. 단, 정제·가공된 소금을 먹으면 역효과가 나니 주의하자.

그밖에 **저혈압인 사람이 천일염을 먹으면 혈압이 정상치로 오르고, 우울증 환자가 먹으면 의욕이 살아난다고도 한다.** 예를 들어, 우울증 환자들은 공통으로 염분이 부족한 상태에 놓여 있다. 뇌에 필요한 영양소를 보충하지 않고 뇌를 쓰고 있으니, 자동차로 치면 공(空)회전 상태다. 다시 말해, 뇌가 마모만 될 뿐 영양소가 공급되지 않아 사고가 경직되어 우울증이 생기고 만다.

이 정도로 미네랄이라는 물질은 우리에게 중요하다.

그러면 천일염이 어느 정도로 필요할까? **하루에 밥숟가락으로 편편하게 깎은 3숟가락 정도의 양이 있어야 한다.** 이는 평소에 미네랄을 제대로 섭취하지 못하는 사람들이 먹으면 좋을 분량이다.

놀랍게도 미네랄이 모자라는 사람이 이 정도의 양을 섭취하면 입속에서 단맛을 느낀다. 그리고 그 맛에 익숙해지면 원래 소금의 짠맛을 강하게 느낄 것이다. 이는 미네랄을 충분히 섭취했다고 몸이 보내는 신호다. 그렇게 되면 하루 섭취량을 1숟가락 정도로 줄이는 것이 좋다.

나물볶음 같은 요리를 할 때 천일염을 넉넉히 넣어보자. 꽤 짭짤하겠지만, 그 정도는 섭취할 필요가 있다. 특히 과자 따위로 백설탕을 많이 먹는 사람에게는 설탕이 몸을 차게 하므로 천일염 섭취가 필수적이다.

단, 천일염에도 여러 종류가 있다. 기계식 가마솥을 이용해 대량으로 생산한 소금도 시장에서 팔기 때문에 옛날 제조법으로 노력과 시간을 들여서 만든 것을 고르자. 좋은 천일염을 발견하려면 제품 포장지 뒷면에 적혀 있는 '식품 유형' 칸을 읽어봐야 한다. '천일염' 혹은 '천연염'이라고 기재된 소금이 제일 좋다.

4-6
달걀간장은
부작용이 없는
천연 약제다

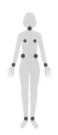

요즘에 내가 추천하고 있는 **미네랄 보충법**은 '달걀간장'을 먹는 것이다. 이는 전통 요법으로서 부족한 염분을 보충하고 모든 불편하고 불쾌한 증상을 개선하는 효력이 있다. 나는《정식과 인체(正食と人体)》라는 책을 읽고 이 방법을 알게 되었다.

재료는 이름 그대로 달걀과 간장이다. 단, 달걀은 유정란(구하기 힘들면 놓아 기른 닭의 알도 괜찮다. 제발 호르몬제가 많이 함유된 달걀은 쓰지 말자!)을 쓰고, 간장은 전통 방식으로 담근 질이 좋은 것을 쓰자. 정제·가공한 소금을 사용해 대량으로 생산한 간장은 도리어 몸에 불쾌 증상을 일으킨다.

먼저 유정란을 깨서 그릇에 담는다. 깨진 껍질의 절반에 간장을 부어 그릇에 옮겨 담아서 유정란과 잘 섞어 마시면 그만이다.

간단한 방법이지만 30분만 지나면 몸이 말단까지 따뜻해지고, 눈은 상쾌해지고 시야가 넓어지며, 피부가 깨끗해진다. 그리고 머리카락에 윤기가 흐르고, 어깨나 목의 뻐근함이 사라지며, 위와 장이 활력을 되찾으면서 기력이 솟는다.

변비 기운이 있는 사람은 바로 뱃속이 물렁물렁해지므로 아침에 외출하기 전보다는 밤에 잠자기 전에 마시는 편이 좋다. 왜 그렇게 효과가 일찍 나타나는가 하면, 날달걀이 위에서 빨리 소화되기 때문이다. 게다가 몸에 미네랄이 부족할 때는 그 성분을 곧바로 채우고자 하는 욕구 때문에 위에서 속히 소화되어 장으로 보내진다. 그 결과, 영양의 분해와 흡수가 장벽에서 곧바로 이루어지므로 장 운동이 활발해지기 시작한다.

이처럼 달걀간장은 먹자마자 분해되어 장으로 운반되므로 소화가 아주 잘된다. 닭이라는 생명체가 태어나는 데 필요한 영양이 포함된 달걀과 천일염이 함유된 간장을 한꺼번에 섭취함으로써 혈액 속의

달걀간장 만들어 먹기

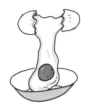

1. 유정란을 깨서
   그릇에 담는다.

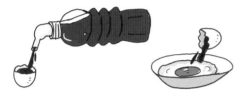

2. 깨진 껍질의 절반에
   간장을 부어 그릇에 옮겨 담고
   유정란과 잘 섞는다.

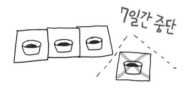

7일간 중단

3. 매일 한 번씩
   3~4일간 먹다가
   7일 정도 중단한다.

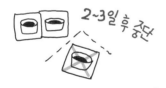

2~3일 후 중단

4. 매일 한 번씩
   2~3일간 먹다가
   중단한다.

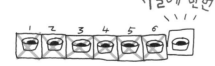

7일에 한번

5. 7일에 한 번씩 먹는다.

염분 농도를 적절히 유지하고 근육과 내장의 조직, 뇌, 피부, 안구에 나트륨과 칼륨, 칼슘, 마그네슘을 공급해 건강을 지킬 수 있다.

그 정도로 간장을 그냥 먹어도 괜찮을까 하고 의심할 수도 있겠지만, **전통적 방법으로 만들어서 미네랄이 풍부한 간장이라면 문제가 없다.** 변비가 있는 사람은 물론이고, 몸이 허약한 사람과 숙취, 편두통, 설사, 냉증으로 고생하는 이들에게도 효력이 있다. 앞서 말했듯이, 미네랄을 충분히 섭취한 사람이 달걀간장을 먹으면 매우 짜다고 느낀다. 그런데 미네랄이 모자라는 사람은 맛있다고 느낀다.

매일 한 번씩 먹는 것을 3~4일간 계속하다가 일주일 정도 중지한 뒤에 다시 매일 한 번씩 2~3일간 먹다가 중단한다. 그 이후에는 일주일에 한 번씩 먹는 식으로 해보자. **짜다는 느낌이 들면 몸속에 미네랄이 충분히 들어왔다는 신호**이니 이럴 때는 간장의 양을 조금 줄여도 좋다.

달걀덮밥을 만들어서 간장을 조금 더 넣으면 좋지 않을까 하는 사람도 있겠지만, 밥을 넣으면 소화 과정에서 밥의 당분과 염분이 상쇄되어 효과가 없어지고 만다. 당이 소화될 때는 미네랄이 쓰인다. 따라서 당과 미네랄을 함께 섭취하면 원래 몸에 흡수돼야 할 미네랄이 줄어든다. 그러니 반드시 달걀간장만 먹어보자. 부작용이 전혀 없는 천연 약제다.

4-7
수분 섭취로
낡은 고무호스 같았던
장을 되살리자

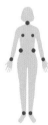

낭창낭창하게 탄력이 좋은 근육을 만들려면 미네랄을 섭취하고 물을 듬뿍 마셔야 한다.

우리 몸의 70%는 수분이다. 수분이 모자라면 몸속이 건조해지므로 노폐물이 잘 흘러가지 않아 신진대사가 나빠지고 불필요한 독소가 쌓이기 쉬워서 혈액의 흐름이 자주 막히기도 한다. 또 **몸속 수분이 부족해지면 장벽이 약해진다.** 우리의 장을 고무호스라고 상상해보자. 고무호스에 물이 흐르지 않게 계속 내버려둔다면 어떻게 될까? 물론, 호스의 겉과 속에 금이 가고 갈라져서 만신창이가 되고 만다.

장은 호스보다도 더욱더 정교하다. 장벽에는 융모라는 기관이 수없이 존재하며, 그곳에서 음식의 영양을 흡수한다. 그런데 융모가 바싹 말라버리면 더러운 물질들이 융모 사이에 들러붙어버린다. 그러면 장은 깨끗한 혈액을 만들지 못하고 영양도 제대로 분해하거나 흡수할 수 없기에 장 본연의 기능을 발휘하지 못한 채 점점 단단하게 변한다. 장이 단단해지면 꿈틀운동을 할 수 없어서 대변을 항문으로 보내지 못하거나 변비에 걸릴 수 있다.

그렇다면 물은 어느 정도로 마시는 것이 좋을까? 일반적으로는 몸무게 곱하기 50mL가 좋다고 한다. 가령 몸무게가 50kg인 사람이라면 50×50=2500mL, 즉 2.5L다. 큰 페트병에 대략 2L가 들어가므로, 페트병 큰 것보다 조금 많은 양이라고 생각하면 된다.

다만, 이 정도로 물을 마시고자 하면 수돗물로는 어려울 것이다. 마셔보면 알겠지만, 배가 불러서 다 마시지 못한다. 이는 물의 결정이 커서 몸에 잘 흡수되지 않아서다. 그러므로 될 수 있으면 **몸에 잘 흡수되도록 결정이 작은 육각수(화학적으로 6각형 고리 구조를 지닌 물)와 같은 클라스터드 워터(clustered water. 고리 구조로 이루어진 물)나 생수를 마시자.**

어쨌든 하루에 이 정도의 양을 마시면 되는데 그중에서도 꼭 마셔야 하는 시간대가 있다. 그것은 바로 **아침에 일어난 후와 밤에 잠자기 전이다. 아침에 기상해서 물을 한 컵 마시면 장이 움직이기 시작한다.** 그러면 배변도 좋아지고 몸도 잠에서 깨어난다.

더러는 아침에 물을 마시지 못하거나 마시려고 해도 들어가지 않는다는 사람도 있다. 이런 이들은 몸에 피로가 쌓여 있는 경우가 많다. 피곤함에 지쳐 있으면 눈을 떴어도 뇌가 잠을 깨지 않기 때문에 장도 깨지 않는다. 뇌와 장은 서로 관계가 깊다. 따라서 장이 잠에서 깨지 않았다면 뇌도 깨지 않는다. 이럴 때 무리하게 물을 마시면 위가 팽창되는 느낌을 받거나 차가움 때문에 위통을 일으킬 수도 있다. 물의 온도는 우리 체온과 비슷한 정도가 제일 좋다. 탄산수는 탄산이 위 점막을 자극하므로 피하는 편이 좋다.

아침에 일어났을 때 뇌가 잠에서 깨지 않으면 미각도 깨지 않는다. 그럴 때는 물에 레몬즙을 조금 타서 마셔보자. 레몬의 신맛에서 오는 자극이 뇌를 활성화하고 위와 장의 소화, 분해, 흡수 기능도 잠에서 깨어나게 한다. 맛이 없는 물보다도 약간 맛이 있는 편이 입맛도 좋고, 뇌와 몸이 깨어나서 기능하기 쉬워지므로 마시기도 수월하다.

또한 자기 전에 물을 한 컵 마시는 것도 꼭 필요하다. 자는 동안에 우리는 땀을 많이 흘린다. 땀으로 수분을 배출하므로 자기 전에 반드시 수분을 보충하자.

물을 마시는 데에도 요령이 있다. 그것은 바로 맛을 보면서 마셔야 한다는 점이다. 요즘 많은 사람들의 몸에 통증과 불편하고 불쾌한 증상이 생기는 원인은 앞에서도 말했듯이 시간에 쫓기며 긴장한 채로 살아가기 때문이다. 여유가 없는 생활을 하다 보니 음식을 먹고 마실 때 제대로 씹는 일이 드물다. 잘 씹어서 먹지 않으면 먹은 음식이 단단한 상태에서 위로 운반되기에 소화가 잘 안 되며 분해와 흡수도 제대로 이루어지지 않는다. 그러니까 "물을 마시는 시간은 맛을 보는 시간이다"라고 생각하자. 물을 맛보며 마시면 기분이 이완해 긴장이 풀리는 계기가 될 것이다.

4-8
따뜻한 우롱차를 마셔서
내장의 기름기를
씻어내자

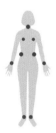

장을 부드럽게 만들기 위해서 지켜야 할 수분 섭취 요령이 있다. 그것은 기름진 음식을 먹을 때 찬물을 마시지 않는 것이다. 왜냐하면 기름이 위 속에서 굳어버리기 때문이다. 프라이팬에 쇠고기를 구운 뒤에 그대로 식히면 하얀 쇠기름 같은 물질이 생기지 않는가. 그것은 기름이 식어서 굳은 상태다. 기름기가 많은 요리를 먹으면서 차가운 물을 마시면 그와 같은 현상이 위 속에서 일어난다. 그러면 굳은 기름 덩어리가 그대로 장에 흘러 들어가므로 장벽에도 그 응어리가 달라붙고 만다.

이렇게 장벽이 오염되면 영양의 소화·흡수가 안 될 뿐만 아니라 변비도 생긴다. 그리고 변비를 내버려두면 장이 오염되어서 장에서 만들어지는 혈액도 깨끗하지 않다. 그러면 그 영향이 피부에까지 미쳐서 문드러짐, 검은 반점, 굳은살 등의 증상이 나타난다. 흔히 피부와 장이 관계가 있다고 하는 까닭이 여기에 있다.

더구나 정신 상태도 안정감을 잃어버리고 초조해지기 시작한다. 실제로 정신 질환이 있는 사람은 장이 오염되어 있다는 조사 결과가 있을 정도로 마음과 장의 관계는 깊다. 그러므로 장이 오염되는 것을 막기 위해서라도 기름진 음식을 먹을 때는 찬 음료가 좋지 않다는 점을 꼭 기억해두자.

중국인은 음식을 먹으면서 따끈한 우롱차를 마시는 습관이 있는데, **그 까닭은 우롱차에 기름을 녹이는 굉장한 힘이 있어서다.** 나는 학생 시절에 그러한 사실을 알고 어쩌면 자동차 앞 유리에 생긴 기름때도 닦아낼 수 있지 않을까 하는 생각까지 했다. 그래서 세차할 때 페트병에 든 우롱차를 부어봤는데, 놀랍게도 기름때가 완전히 사라지고 윤이 났다. 그 뒤부터는 세차용으로 우롱차를 사서 재어놓는다.

실제로 지방질이 많은 음식을 먹을 때 우롱차를 함께 마시면 기름이 위나

장에 쌓이지 않는다. 반면에 그 정도로 힘이 강하기 때문에 빈속에 우롱차를 마시면 위나 장이 상할 수 있다는 점을 유의하자.

하지만 요새 시판되고 있는 우롱차에는 어떤 성분으로 만들어졌는지 모를 정도로 화학성분이 잔뜩 들어 있다. 마실 때는 귀찮더라도 찻잎을 우려서 마시는 것이 몸에 이롭다.

우롱차가 없다면 끓인 맹물로 대신해도 좋다. 기름이 묻은 그릇을 끓인 물에 씻으면 기름이 녹는다. 이와 마찬가지로 따뜻한 맹물을 마시면 음식에 들어 있는 지방도 녹는다.

4-9
사과레몬주스로 간에 쌓인 독소를 배출하자

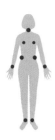

126~130쪽에서 단단해진 간을 풀어주는 방법으로 과일주스를 마시라고 제안했다. 이제는 간의 디톡스(독소 제거)에 효과적인 과일주스 만드는 방법을 알아보자.

방법은 아주 간단하다. 사과 한 개를 믹서로 갈아 레몬즙을 적당히 섞어서 마시면 끝이다.

왜 사과레몬주스가 간의 디톡스에 좋은가 하면 **사과와 레몬이 정장 작용을 하기 때문이다. 정장 작용이란 장속 환경을 깨끗하게 하는 일이다.**

장에서는 혈액도 만들어지므로 장속 환경이 정돈되고 말끔해지면 자연히 깨끗한 혈액이 생겨난다. 이 깨끗한 혈액이 간에 공급되어 저장되므로 간에 디톡스가 일어나는 것이다.

한편, 레몬에는 항산화물질의 한 종류인 폴리페놀(polyphenol)의 부류에 속하는 에리오시트린(eriocitrin)이 함유되어 있다. 이 성분은 혈관을 확장하는 기능이 있어서 혈액 저장고인 간에도 영향을 미친다. 혈관을 확장하는 기능이 있다는 말은 간으로 가는 혈관이나 간에 있는 모세혈관을 확장한다는 뜻이다. 그렇게 되면 혈관 속의 노폐물뿐만 아니라 간에 쌓인 독소까지 배출되므로 간의 디톡스가 효율적으로 이루어진다. 더욱이 에리오시트린은 항산화 작용도 뛰어나므로 혈관과 간을 튼튼하게 해 불필요한 물질을 시원스럽게 배출할 수 있게 한다. 이 성분은 장에서 지방 흡수를 억제하는 작용도 하기에 음식의 기름기로 말미암은 지방간이 덜 생기거나 다이어트 효과가 기대된다는 면에서 근래에 주목을 받고 있다.

그런데 시중에서 파는 레몬에는 대부분 곰팡이 방지용 약품이 뿌려져 있으므로 깨끗이 씻는 것이 좋다. 베이킹파우더와 굵은 소금으로 문지른 후 식초를 섞은 물에 30분 정도 담갔다가 씻으면 안심하고 먹을 수 있다.

4-10
뇌를 기분 좋게 하면
내장이
부드러워진다

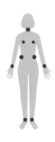

　　지금까지 우리 몸의 목이라는 부위에 장의 상태가 나타난다는 점, 그러한 목에서부터 장을 부드럽게 만들어가는 방법을 설명했다. 이어서 '장의 단단함은 근본적으로 오랫동안 쌓아온 감정이 낳은 결과다'라는 사실을 이제까지 시술받은 많은 고객들의 사례를 근거로 소개했다.

　　부정적인 감정이 쌓이면 통증이나 불편하고 불쾌한 증상, 때로는 질병의 형태로 우리에게 신호가 온다. 우리 몸은 정직하다. 우리가 보고도 못 본 척하더라도 몸은 빠짐없이 신호를 보낸다. 그래서 불편하고 불쾌한 증상을 개선하고 건강한 나날을 보내고 싶으면 나쁜 감정을 쌓아두지 말아야 한다. 반면에 즐거움이나 기쁨, 설렘을 될 수 있는 대로 많이 느끼고 표현하는 것이 대단히 중요하다.

여러분은 어떤 일에 쾌감을 느끼는가?

마음이 안정되고 기분을 느긋하게 해주는 습관을 들이는 것은 건강관리에 빠뜨릴 수 없는 핵심이라고 할 수 있다. 예를 들어, 왁자지껄한 인파 속이나 고가(高架) 철도 아래에서 전철이 달리는 소리를 계속 듣고 있으면 누구나 스트레스를 느낀다. 그것은 뇌에서 울화가 치밀어 오르기 때문이다. 이 감정이 간에 전해지면 간은 긴장된다. 그 결과 간 아래의 좌우 복부가 긴장되고, 우측 복부 아래나 허리 근처의 근육도 딱딱해져버린다. 이같이 뇌가 불쾌한 느낌을 받으면 배 근육이 단단해진다.

그러나 **뇌에 유쾌한 기분이 들면 배 근육이 부드러워진다.** 오감을 자극해 뇌를 기분 좋게 해주는 습관을 들이면 온몸을 평안하게 할 수 있다. 이를테면 숲을 산책하거나, 좋아하는 음악을 듣거나, 좋아하는 향기로 방 안을 가득 채우거나, 친한 친구와 맛있는 요리를 즐기는 등의 근사한 생활 말이다. 뇌가 '즐겁다'는 감정을 받아들이면 몸이 이완되어 심장의 박동도 안정된다. 그 영향으로 부교감 신경의 작용이 우세해지므로 근육이 긴장 상태에서 벗어나서 부드러워진다.

여기서 내가 추천하고 싶은 것은 크리스털 볼(crystal bowl. 수정 그릇) 연주를 감상하는 것이다. 크리스털 볼의 소리에는 배음(倍音)이 많이 포함되어 있다. 배음이란 '울리는 소리 이외의 주파수도 보유한 음'이라는 뜻이다. 배음은 세포에까지 진동이 전해지므로 치유 효과가 있다고 알려져 있다.

나도 크리스털 볼 연주회에 참석한 적이 있는데, 음이 퍼져나가는 소리에 반해 그 뒤 2~3일 동안은 멍하니 꿈속에 있는 것 같은 기분으로 지냈다. 그 이유는 뇌 속에 연주 소리의 진동이 울려 퍼지면서 긴장이 이완되어 트랜스(trance. 옅은 잠) 상태, 즉 표면 의식과 잠재의식 사이의 세계에 들어가기 때문이라고 한다.

심신의 긴장을 풀고 자신의 내면 깊은 곳에서부터 편안한 기분을 느낄 수 있으면 하루하루를 건강하게 살 수 있으리라. 그러니 **언제나 마음을 느긋하게 먹자. 의식적으로 '여유로운' 시간을 가져보자.** 몸도 마음도 내장도 부드럽게 하는 습관을 들이자. 바쁠 때야말로, 그리고 자

신도 모르는 사이에 무엇인가에 '필(feel)'이 꽂혀버린 것 같을 때는
언제나 이 다짐을 떠올리기 바란다.

마지막까지 읽어주어 고맙기 그지없다.

이 책에는 실제 시술을 받지 않더라도 장의 긴장을 완화해 활기차게 생활할 수 있게끔 집에서 혼자 할 수 있는 효과적인 치료법을 실었다. 우리 몸에 나타나는 불편하고 불쾌한 증상, 통증은 그야말로 다양하리라고 생각한다. 지금까지 소개한 여러 방법이 아무쪼록 여러분의 고민을 해결하는 데 얼마간의 도움이 되기를 바란다.

최근에 내가 주목한 사진집이 한 권 있다. 뉴욕에 사는 사진사 아리 세스 코헨(Ari Seth Cohen) 씨가 엮은 《어드밴스드 스타일(Advanced Style)》(동명으로 한국 번역본 출간)이라는 책이다. 이 사진집의 모델은 60세부터 100세까지의 여성이다.

그녀들의 등줄기는 하나같이 꼿꼿하게 펴져 있다. 연령도 노화도 느껴지지 않는다고 하기보다 그것을 초월했다고 하는 말이 더 어울릴 정도로 매력이 넘치는 여성들이다. 그들의 멋진 모습을 보면서 나는 이렇게 중얼거렸다.

"'나는 노인이니까······'라며 노화를 부정적으로 여길까, 아니면 '나이를 먹을수록 아름다워진다'고 늙는 것을 긍정적으로 생각할까? 이것이 자연스러운 아름다움과 건강함을 풍길지 어떨지를 결정하는 열쇠로구나!"

실제로 이 여성 모델들에게서는 무엇보다 삶, 살아 있다는 사실이 즐거운 듯 보였다. 나도 이들처럼 나이를 먹고 싶다는 생각이 들었으며, 이렇게 늙어가는 여성들이 늘어나면 우리는 누구나 노인이 되는 삶에서 불안이 아니라 즐거움을 발견하게 될 것이라는 결론에 도달했다. 불안이 아닌 즐거움에 초점을 맞출 수 있을지는 우리의 모든 인생살이에서 대단히 중요한 갈림길이다.

건강에 관해서 말하면, 아침에 하는 달리기조차 불안해서 하는 행동일까, 즐거워서 하는 행위일까에 따라서 그 효과는 완전히 달라진다. 생각이 형태로 나타나기 때문이다. 즐겁다고 생각하며 하는 일은 '즐겁다'는 현실을 만들어내고, 불안해서 하는 행동은 더욱 초조하도록 부추기는 결과를 부른다. 그러므로 '나이가 들면 허리가 굽는 법이다'라고 생각하면 그대로 등이 휘어버린다. 또 '늙으면 주위 사람들에게 짐이 된다'고 생각하면 정말로 그와 같이 골칫거리 취급을 받는 미래가 올 것이다.

몸에 나타난 불편하고 불쾌한 증상, 통증, 그리고 자기 인생 자체도 모두 자신이 '선택한' 결과다. 지금의 증상이나 통증은 이때까지 본인이 선택해온 생활방식의 산물이며, 현재 품고 있는 생각이 미래에 펼쳐질 현실을 만든다. 그래서 나는 이 책에서 감정을 쌓지 말고 표출함으로써 장을 부드럽게 만들어 건강을 유지할 수 있는 비결을 전했다.

세월이 흐르면 눈가에는 웃음으로 생긴 잔주름이 생기면서 몸과 마음에 건강하고 편안한 행복감이 넘치는 시간이 올 수 있다. 이 책을 읽은 여러분이 그러한 시간을 보낼 수 있기를 진심으로 기원한다.

마지막으로, 지금까지 15년간 갈고닦은 치료법을 이렇게 여러분에게 전하게 된 점을 기쁘게 생각한다. 그리고 건강과 행복의 중요성을 직접 가르쳐준 부모님과 딸, 평소에 내 치료법을 신뢰하면서 호주에서 활약 중인 영화배우 이즈미하라 유타카 씨를 비롯한 많은 이들의 도움에 대해서도 감사를 드린다. 이 책이 계기가 되어 또다시 새로운 인연이 맺어지기를 마음속으로 기대해본다.

_ 마츠모토 도모히로

옮긴이의 글

　'만병일원론(萬病一元論)'이라는 설이 있다. 글자 그대로 '온갖 질병은 한 가지 원인에서 생겨난다'는 말인데, 저자는 '장의 상태'야말로 이 '한 가지 원인'이라고 믿는다. 요컨대, 장을 쾌적한 상태로 만들면 질병은 호전한다고 생각한다.

　저자는 요즈음 도쿄, 요코하마를 중심으로 10대에서 90대에 이르는 다양한 남녀 고객에게 리미디얼 테라피를 시술한다. 온갖 불편하고 불쾌한 증상을 호소하는 사람들이 전국에서는 물론이고 때로는 외국에서도 찾아오는데, 그들 대부분에게서 발견한 공통점이 바로 '장의 이상'이었다고 한다.

　아랫배가 몹시 단단하거나 너무 부드럽거나, 무척 차갑거나, 아주 땡땡하거나 하는 증상에 괴로워하는 사람은 틀림없이 몸의 어딘가에 뻐근하거나 땅기거나 나른한 데가 있어서 어깨 결림, 요통, 무릎 통증 등과 같은 증상에 시달리거나 질병을 앓고 있다. 그렇지 않으면, 병은 아니더라도 일상생활에서 소화불량, 권태감 따위로 불편을 겪

옮긴이의 글　193

기도 한다.

그는 지금까지 3만 명 이상의 고객을 치료해온 경험을 토대로 다음과 같은 결론을 이끌어냈다.

"우리 몸에 생기는 불쾌한 증상이나 통증은 장의 단단함과 직접 관련되어 있다."

그러면서 이 책에서 전하는 아주 간단한 방법을 이용하면 장이 지닌 본디의 부드러움과 기능을 회복할 수 있다고 말한다. 그것은 바로 '우리 몸의 5목을 풀어주는 방법'이다. 몸에 있는 5목[首]이란 손목, 발목, 젖꼭지목, 목, 허리목을 가리킨다.

저자는 장을 직접 만지지 않고, 몸에 있는 5목을 이완해 단단해진 장을 원래 상태로 되돌린다. 이것이 이 책에서 설명하는 장의 이상으로 인한 증상과 통증을 개선할 방법이다. 이 목들이 막힌 것을 뚫어서 장의 단단함을 제거해 유쾌한 상태를 되찾을 수 있으면, 즉 장이 정상적인 탄력과 부드러움을 도로 찾고 올바른 위치로 돌아갈 수 있다면 온몸이 긴장을 풀고 자연치유력을 발휘하므로 불쾌한 증상과 통증은 모두 사라진다고 한다.

수없이 많은 건강서 가운데 장의 긴장을 완화함으로써 병이나 불편하고 불쾌한 증상을 예방하고 치료할 수 있다는 요법을 주장하는 책은 많지 않다. 특히 5목을 내세우는 치료법은 국내에선 이 책이 처음이다. 이 책을 번역하면서 저자가 그동안 경험한 시술 현장의 사례가 내 눈앞에 생생하게 보이는 듯한 체험을 할 수 있었다. 그만큼 책 내용이 이론적으로 의학적으로 근거가 탄탄하다는 말이다.

경험만큼 중요한 이론은 없다. 저자의 경험에서 우러나온 '5목 긴장완화법'을 생활 속에서 실천해 몸에서 느껴지는 불편하고 불쾌한 증상과 통증에서 해방되기를 간절히 바란다.

_ 배영진

옮긴이 _ 배영진

부산대학교를 졸업했다. 젊은 시절에는 육군본부 통역장교(R.O.T.C)로 복무하면서 번역의 묘미를 체험했다. 그후 삼성그룹에 입사해 중역으로 퇴임할 때까지 23년간 일본 관련 업무를 맡았으며, 그중 10년간의 일본 주재원 생활은 그의 번역가 인생에 크게 영향을 미쳤다.

바른번역아카데미의 일본어 출판번역가 과정을 졸업하고, 요즘은 일본어 전문 번역가로서 독자에게 유익한 일본 도서를 기획ㆍ번역하고 있다.

주요 역서로는《암의 역습》,《해부생리학에 기초한 스트레칭 마스터》,《은밀한 살인자 초미세먼지 PM2.5》,《당뇨병 치료, 아연으로 혈당을 낮춰라!》,《1일 3분 인생을 바꾸는 배 마사지》,《장뇌력》,《단백질이 없으면 생명도 없다》,《냉장고 속 음식이 우리 아이 뇌와 몸을 망친다 》,《고혈압 신상식》,《초간단 척추 컨디셔닝》 등이 있다.

원인 모를 통증 & 불쾌 증상은 단단해진 장 때문이다

개정판 1쇄 인쇄 | 2023년 7월 21일
개정판 1쇄 발행 | 2023년 7월 28일

지은이　 | 마츠모토 도모히로
옮긴이　 | 배영진
펴낸이　 | 강효림

편　 집　 | 곽도경
표지디자인 | 디자인 봄바람
내지디자인 | 주영란
일러스트　 | 박향미
마케팅　 | 김용우

용지　　 | 한서지업(주)
인쇄　　 | 한영문화사

펴낸곳　 | 도서출판 전나무숲 檜林
출판등록 | 1994년 7월 15일 · 제10-1008호
주소　　 | 10544 경기도 고양시 덕양구 으뜸로 130
　　　　　 위프라임트윈타워 810호
전화　　 | 02-322-7128
팩스　　 | 02-325-0944
홈페이지 | www.firforest.co.kr
이메일　 | forest@firforest.co.kr

ISBN | 979-11-93226-01-8 (13510)

인간의 건강한 삶과 문화를 한권의 책에 담는다

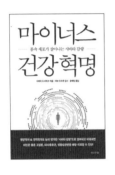

마이너스 건강 혁명

저자가 1년간 체험한 마이너스 건강법인 체중 감량 프로그램 '시바타 감량법'을 소개하며 소식과 초소식 식생활이 우리에게 얼마나 많은 이득을 가져다주는지를 알린다. 대사증후군과 생활습관병을 비롯한 온갖 건강문제들이 해결되는 칼로리 감량의 효과와 감량 과정에서 겪은 호전반응, 신체 및 체중의 변화, 건강검진 결과, 칼로리 감량을 할 때 주의할 점, 칼로리별 식단과 레시피 등의 정보를 제공하고 있다.

시바타 도시히코 지음 | 아보 도오루 감수 | 윤혜림 옮김

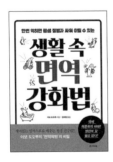

생활 속 면역 강화법

세계적인 면역학자 아보 도오루의 면역학 이론을 쉽게 풀어쓴 책. 어려운 의학 용어와 복잡한 원리를 일러스트로 쉽고 재미있게 설명하면서 생활 속에서 누구나 실천할 수 있는 면역력 강화법을 제시한다. 특히 '면역력을 높이는 10가지 방법'은 그간 아보 도오루가 제창해온 면역학 이론에서 '핵심 중의 핵심'이라는 평가를 받고 있다.

아보 도오루 지음 | 윤혜림 옮김

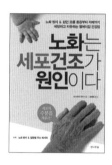

노화는 세포건조가 원인이다

나이가 들면서 느끼는 몸 안팎의 불쾌한 증상과 노화 현상은 '세포가 건조하기 때문'에 생긴다. 고혈압, 하체 비만, 노안, 요통, 피부 트러블, 우울증, 치매 같은 노화 증상과 질병들이 어떻게 세포의 건조에서 비롯되는지를 설명하고, 세포의 건조를 부추기는 생활습관을 바로잡아 노화를 늦추고 질병을 치유할 수 있는 다양한 방법들을 제시한다.

이시하라 유미 지음 | 윤혜림 옮김

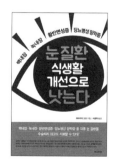

눈 질환 식생활 개선으로 낫는다

눈의 온몸의 건강 상태를 그대로 반영하는 거울이다. '무서운 현대병'인 백내장과 녹내장을 비롯한 각종 안과 징환에 대한 적절한 대응책을 제시해주는 책. 수술과 약물치료만이 최상의 답으로 알았던 백내장, 녹내장, 황반변성증, 당뇨병성 망막증을 비롯한 안과 질환을 식생활 개선으로 수술없이도 치료할 수 있는 구체적인 방법을 제시한다.

야마구치 고조 지음 | 이동희 옮김

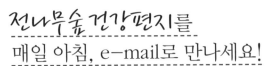

전나무숲 건강편지를
매일 아침, e-mail로 만나세요!

전나무숲 건강편지는 매일 아침 유익한 건강 정보를 담아 회원들의 이메일로
배달됩니다. 매일 아침 30초 투자로 하루의 건강 비타민을 톡톡히 챙기세요.
도서출판 전나무숲의 네이버 블로그에는 전나무숲 건강편지 전편이 차곡차곡
정리되어 있어 언제든 필요한 내용을 찾아볼 수 있습니다.

http://blog.naver.com/firforest

 '전나무숲 건강편지'를 메일로 받는 방법 forest@firforest.co.kr로 이름과 이메일 주소를 보내주세요.
다음 날부터 매일 아침 건강편지가 배달됩니다.

유익한 건강 정보,
이젠 쉽고 재미있게 읽으세요!

도서출판 전나무숲의 티스토리에서는 스토리텔링 방식으로 건강 정보를
제공합니다. 누구나 쉽고 재미있게 읽을 수 있도록 구성해, 읽다 보면 자연스럽게
소중한 건강 정보를 얻을 수 있습니다.

http://firforest.tistory.com

📱 스마트폰으로 전나무숲을 만나는 방법

네이버 블로그   다음 블로그